医の変革

春日雅人編
Masato Kasuga

岩波新書
1959

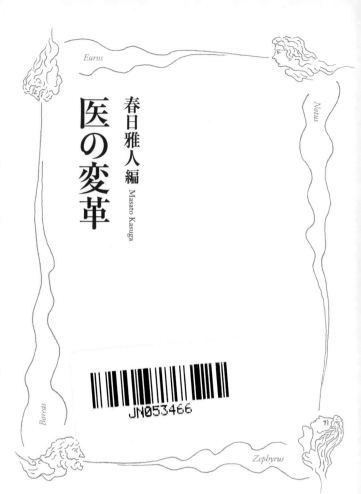

はじめに

本書『医の変革』は、二〇二三(令和五)年四月に東京で開催される第三一回日本医学会総会を記念して企画されたものです。

日本医学会総会は一九〇二(明治三五)年にその傘下の一六学会の集いとして第一回が開催され、以後四年ごとに開催されてきた一二〇年の歴史を誇る学術集会です。当初の医学会総会は、その時代の最も優れた医学研究を紹介するものでしたが、日本医学会に加盟する学会が増えるに従い、医学・医療の進歩を修得し、学会の枠を超えてそれらについて討論する場として、またそれらを社会に広く発信するかたちで開催されるようになってきました。現在、日本医学会に加盟している学会は一四一に至っております。

そのような流れのなかで、一九九九年に東京で開催した第二五回日本医学会総会は「社会とともにあゆむ医学」をテーマにかかげ、それを記念して当時の医学・医療の現状分析と将来の展望を反映した『医の現在』（高久史麿編）が岩波新書として刊行されました。これを契機として、第二八回を記念して『医の未来』（矢﨑義雄編）が、第二九回を記念して『医と人間』（井村裕夫編）が、第三〇回を記念して『医の希望』（齋藤英彦編）が刊行されてきました。

第三一回日本医学会総会は「ビッグデータが拓く未来の医学と医療～豊かな人生100年時代を求めて～」をテーマとして開催します。ビッグデータに体現されるＡＩ、ＩｏＴ、ロボティクスなどの技術革新を核としたデジタル革命は、社会のあり方、とりわけ医学・医療のあり方に根本的な変革をもたらすことが予想されます。

コロナ禍を経験し、少子超高齢社会を迎えている日本では医学・医療において様々な課題をかかえています。本総会ではこれらの技術革新が医学・医療にどのような進歩をもたらすのか、そして、現在かかえている諸課題の克服に向けてどのように活用できるのか、さらに、これらの技術革新を医療として社会に実装する際に生じる各種の問題について、参加者がそれらの最新の情報を共有し、豊かな人生100年時代をめざす医学・医療を考える機会になることを望んでいます。

このような第三一回日本医学会総会のテーマを背景として本書を企画し、Ⅰ部は「医学・医療を変えるテクノロジー」と題して、ＡＩ、ウェアラブル・デバイス、遺伝子治療を取りあげ、その現状と将来について解説しました。

Ⅱ部「未解決の健康課題」では、がん、新興・再興感染症、生活習慣病について、それぞれの過去、現在、未来について語りました。

Ⅲ部は「医療は社会をどう変えるか」です。ウィズコロナ社会における医療、科学の進歩と倫理、コロナへの対応と地域医療について論じました。

そして最後に、Ⅰ部からⅢ部では取りあげることができなかった領域、例えば脳科学などを含め、いくつかの観点から意見を交換した座談会を掲載しました。

これからは、医療を提供する側と受ける側との間にある医療情報の非対称性を是正し、医療従事者と患者が協働して治療に関する意思決定をしていく時代と言われています。この意味でも、この本は医療従事者のみならず一般の方々にも読んでいただきたいと考えました。

専門的な内容をよりわかりやすくするために、インタビューから書き起こして加筆するという手法をとりました。ご尽力いただいたインタビュアーの元読売新聞編集委員前野一雄さん、ならびに岩波書店新書編集部に感謝いたします。

この本が未来の医学、医療を考える一歩として多くの人に読んでいただけることを期待しています。

二〇二二年一二月　新型コロナウイルス感染症の第八波の中で

春日雅人

目　次

III 医療は社会をどう変えるか

「医の変革」座談会 217

Ⅰ　医学・医療を変えるテクノロジー

AI が切り拓く医学・医療

中村祐輔

なかむら・ゆうすけ　1977 年大阪大学医学部卒業．外科医として勤務後，84 年ユタ大学ハワード・ヒューズ医学研究所研究員となる．89 年癌研究会癌研究所生化学部長，94 年東京大学医科学研究所分子病態研究施設教授，95 年同研究所ヒトゲノム解析センター長，2005 年理化学研究所ゲノム医科学研究センター長，11 年内閣官房参与・内閣官房医療イノベーション推進室長，12 年シカゴ大学教授，18 年がん研究会がんプレシジョン医療研究センター所長．22 年から国立研究開発法人医薬基盤・健康・栄養研究所理事長．東京大学名誉教授，シカゴ大学名誉教授．2000 年慶應医学賞，04 年紫綬褒章，20 年クラリベイト・アナリティクス引用栄誉賞，21 年文化功労者．

いま、医療にＡＩ（人工知能）が活用される状況となっています。しかしＡＩ医療と言っても、「ＡＩ」という言葉に何を思い浮かべるかは人それぞれでかなり違うと思います。

この章では、様々な医療現場におけるＡＩを活用した事例を紹介しながら、その可能性と課題を述べていきます。

戦略的イノベーション創造プログラム

私は三五年以上、ゲノムとがんを研究してきました。ゲノムを使った医療は、ＡＩ、あるいは、バイオインフォマティクス（bioinformatics：生命情報科学）がなければ何も進みません。

ＡＩを用いた医療は、人間でなくともいい部分をＡＩやロボットに置き換えるものです。それによって医療関係者に時間的なゆとりがうまれ、心のゆとりにつながります。心のゆとりが生まれると、もっと患者さんと目と目を合わせる心が通った医療ができるようになります。

医療にとって一番大事なのは思いやりです。その思いやりを取り戻すために、ＡＩやロボットが必要です。思いやりのある医療を取り戻すことを基本的な精神として、「戦略的イノベーション創造プログラム(SIP：Cross-ministerial Strategic Innovation Promotion Program)」のプロジェクトを進めています。

SIPは、内閣府総合科学技術・イノベーション会議(CSTI)が司令塔機能を発揮して、府省の枠や旧来の分野を超えたマネジメントにより、科学技術イノベーション実現のために創設した国家プロジェクトです。重要な社会的課題の解決や日本経済再生に貢献することをめざして、世界をリードできるように取り組んでいます。二〇一四年度からは第一期11課題、二〇一八年度からは第二期の12課題(それぞれ五年計画)が採択されています。プログラムディレクター(PD)を中心に産学官連携を図り、各テーマの実装化を視野に入れて研究開発を推進しています。

私は「AIホスピタルによる高度診断・治療システム」のPDとして、AI、IoT、ビッグデータ技術を用いたAIホスピタルシステムの開発、構築をめざしています。高度で先進的な医療サービスを提供しつつ、医療機関における効率化を図って、医師、看護師の根本的な負担軽減を実現することを目標に社会実装を行っていきます。

例えば、AIアバターを用いたワクチン接種の際の説明も二〇二〇年につくり上げています。接種を希望される方に音声を聞いてもらって、イエス、ノーと進み、疑問のある人だけ医師に質問すればいいのです。これは男性版と女性版があって、説明ができるだけでなく、副反応情報も収集することができます。

複雑化する医療のなかで

医療は医学、工学、薬学、ゲノム研究などの急速な進歩に伴って高度化、先端化して、個々の患者の多様化にも考慮しなければならず、複雑になってきています。その反面、医療従事者の負担はますます増えてきて、電子カルテの記録、看護記録などに多くの時間が割かれていますし、患者さんに対して同じ説明を繰り返し伝えなければならない場面が多くあります。

特にCT検査を受ける前の説明、同意は、同じ発言を繰り返す状況です。患者さんも説明がよくわからなくとも、医師に気を遣ってほとんど質問もしない。でも、同意をもらうために日々同じ説明を繰り返している。それによって一人の患者さんに五分、一〇分、毎日同じことを同じように説明する。聞く側は五分から一〇分ですが、医療側は同じことを繰り返しているわけです。それをAIアバターが代行すると、わからない部分は再度聞くことができます。自分のペースで理解しながら順次進めていくことで、患者さんの理解が深まるし、医療従事者の負担も軽減します。

試験的に慶應義塾大学病院で、CT検査時に造影剤を利用する際の説明をAIアバターで代行したところ、この検査説明だけでも年間三〇〇〇時間が節約できる結果となりました。

AI　音声情報を文章化

今の医療現場で最も必要とされていることが、患者さんと目と目を合わせながら会話をしても、その情報が記録されることです。多くの医療現場では、医師がパソコンに打ち込んだり、モニターを見たりしながら片手間で説明するような状況になっています。悪い情報であっても横目で見ながら説明することも少なくありません。それでは、患者さんの気持ちを考えて寄り添う医療ができません。かといって、患者さんが診察室を出てから記録するのも、時間的に厳しいです。

したがって、話している言葉を同時に記録でき、サマリーをつくれるようなAIが必要です。もちろん、容易にはいきません。英語では話し言葉をテキストにする技術はかなり進んでいますが、日本語では、同じ発音でも漢字に置き換えるのは意外に難しいのです。関西と関東ではイントネーションが異なるという課題もあります。そして、私たちの世代は言葉を一つ一つはっきりゆっくり言いますが、若い人は話し方が速いので、例えばJ−POPなど、字幕を見ないと歌詞を理解するのが難しい時があります。人間が聞き取れない言葉はＡＩも識別できません。

ディープラーニングで漢字への精度を上げると同時に、話し方をトレーニングすることで変換精度が上がることも実証しました。さらに、単語ではなく、文脈から言葉、漢字を選ぶ方法も取り入れています。

ＡＩは言葉をどれだけ正しく認識するのかを示した米国のデータでは、英語は精度九五％ぐらいにまで到達しています。日本語でも普通の会話をテキスト化すると九五％以上正確に変換できます。しかし、医学、医療の用語は難解です。例えば「背部痛《はいぶつう》」を若い人が早口で話すと、多くの場合、「廃物《はいぶつ》」に変換されてしまいます。同じ読みでも漢字が違うものがあり、「散瞳」が「産道」や「賛同」、「心筋」が「真菌」に変換されるなど難しいのです。

ＡＩ医療用語辞書の作成と必要性

そこで医療用に特化して、症状や病名、臓器の場所を入れた四四万語の辞書をつくりました。日本語と英語の両方をつなぐことで多言語化も進んでいます。

さらに言葉と言葉の関連性をデータベース化することで、症状から病名候補をリストアップ

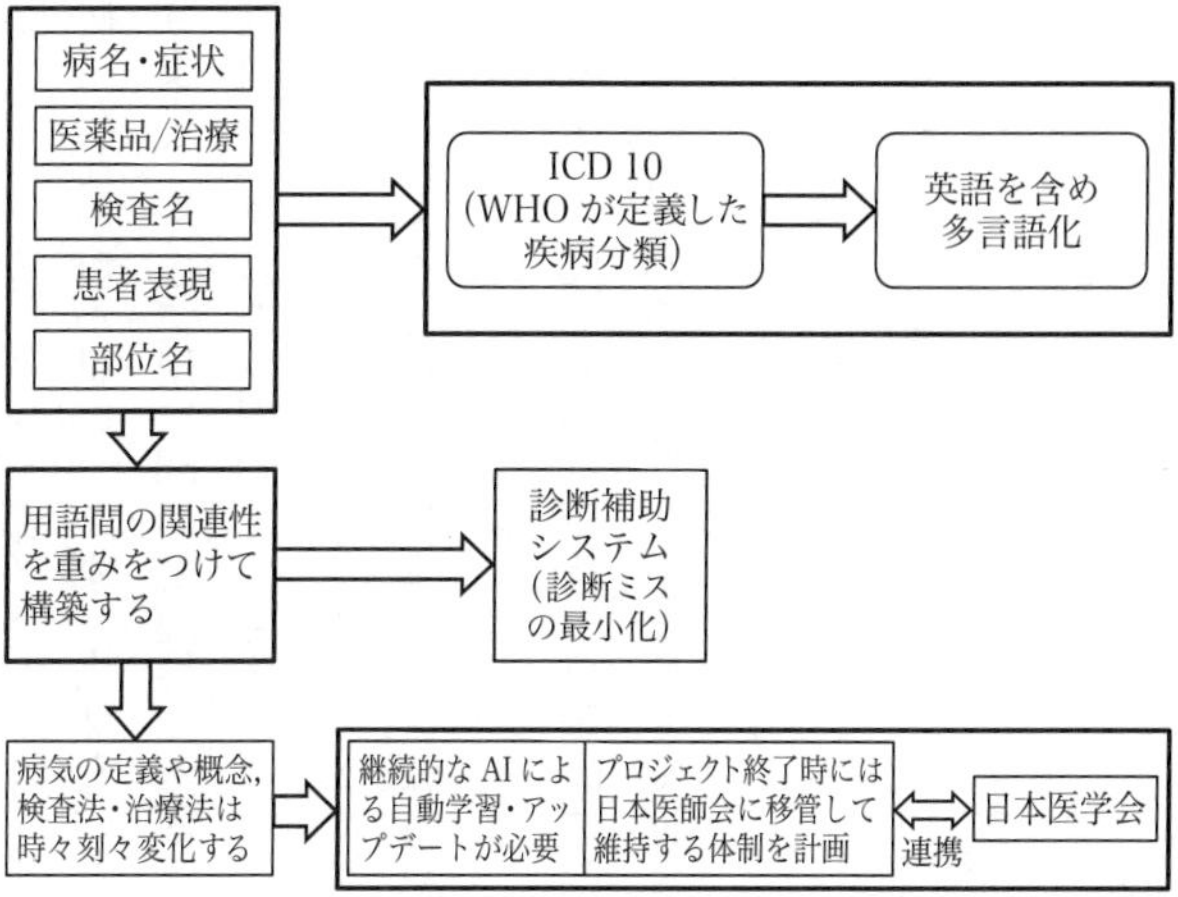

図1　医療用語集(辞書)の作成

することも可能となっています。症状が一、二、三と加わってくると、可能性の高いものから順次候補病名が並びます。単語と単語の関係性を組み入れることによって、診断の補助にもつながるわけです(図1)。

いま診断の補助、と書きましたが、実際にはどの程度の診断ミスがあるのでしょうか?

米国のデータによると、循環器系の疾患の場合、心筋梗塞のようなありふれた病気ではほとんど診断ミスはありませんが、大動脈解離のようにあまり遭遇する機会のない病気の場合、二五%のケースで診断が正しくなされず、重篤な結果を招くことになります。

それでは、どのような理由で誤診が起こるのでしょうか。報告された事例をみると、病名が思い浮かばないことが最も多いのです。医療の専門性が高くなってきたために、可能性のある病気がなかなか思いつかず、当然ながら、必要な検査も思いつかず、診断ミス・遅れにつながります。そこで用語間の関連性に重みをつけて構築することで、診断ミスの最小化を図る診断補助システムを実現していきます。

しかも、病気の概念も年々変わっていくので、継続的に辞書機能をアップデートしていくことが必要となるため、日本医師会にこれらの機能を引き継ぎ、日本医師会は日本医学会と協力することになっています。

現在、一部ですが、症状を自動的に聞き取って記録できるようになっており、キーワードをもとに病名が予測できるところまで進んでいます。

看護記録にも活用

また、看護記録にも、同じようにＡＩが活用できます。

いまは、一般的に看護師さんが看護記録を入力していますが、勤務時間の約三〇％（二・五時間）を看護記録に費やしています。話し言葉をテキストに自動変換する試みの中で、看護師さんがプロのアナウンサーの発声練習、話し方教室を受講すると漢字への変換精度が十数％上がりました。マイクの性能や指向性も検証してきましたが、話し方を改善することが、テキストに変換する精度を上げるのに最も寄与しました。

話し方トレーニングの副産物として、「看護師さんの話がわかりやすくなった」と高齢の方の評判がよくなりました。

救急医療や眼科でも

医療現場で音声が自動的にテキストに変換され、記録として残すことができることは非常に重要です。救急では重篤な患者さんの処置に追われると、記録を入力する時間的な余裕がありませんし、眼科は機器を操作しながら検査するので手がふさがっていて、その場で記録できません。すでに、救急分野や眼科領域ではかなり進んでいて、話し言葉をテキストで記録できるようになってきています。

私も救急医療に携わったことがあるので、よくわかります。例えば、お腹に包丁が刺さった患者さんが運び込まれたら、とても記録を残す時間などありませんでした。そういう状況では、いま何が起こっているのか、処置を全部音声入力できると助かるのは確実です。

ＡＩによる画像診断・病理診断

もう一つは画像診断です。日本はＯＥＣＤ諸国の平均と比べて人口あたりのＭＲＩやＣＴの機器数は五、六倍ありますが、人口あたりの放射線科医数は、英国と最下位を競っている状況です。

単純に計算しても、読みきれないほど膨大な画像が撮られていることになり、画像のＡＩ自動診断を行っていく必要があります。また、病理診断も専門医が限られており、ＡＩによる診断システムを開発していくことが求められています。

画像診断でも、病理診断でも、ＡＩを用いたケースがすでに論文として報告されているものもあります。病理画像から、がんの遺伝子不安定性が予測できる可能性も示されています。

これらのＡＩが一般化されると、僻地でも、離島でも同じ質の診断を受けることができるようになります。各医療機関が専門医を雇用しなくても、データを速やかに送ることができれば、画像や病理診断が中央の施設で一括管理できるようになり、医療の質の維持・向上、医療資源の集約化・効率化、地域格差の解消につながります。

ＡＩロボットの活用

医療現場でのＡＩロボットの活用も進んでいます。

例えば、国立成育医療研究センターでは子どもの付き添いにＡＩロボットを使って、子どもを病室から検査室まで誘導したり、玄関前で挨拶したりして和ませています。ＣＴ検査を受ける時、ギコギコと音がして怖いですが、ロボットがそばにいると、子どもも気持ちが安らぎます。また、ロボットにカメラをつけて子どもの様子を検査室の外にいる親御さんに映像として送ると待っている家族も安心です。

ＰＥＴ検査では、放射性同位元素を注射します。その際、体外に微量ですが放射線が出るので、誘導する技師や看護師も多少ながら被曝します。慶應義塾大学病院では、注射後の案内をロボットがすることで、医療従事者の被曝量が六〇％減少したという結果を得ています。患者さんにはフレンドリーですし、医療従事者にとっても安全性を高めることができるようなロボットの活用はこれからの医療に重要です。

このほかにもいろいろなプロジェクトが進んでいます。その一つが、夜間にロボットが薬局から病棟に薬剤類を自動運搬するものです。聞くと簡単そうに思いますが、ロボットがエレベーターを呼ぶ必要があり、また、病院の設計図を記憶させせなければなりません。

また慶應義塾大学病院では運動機能が低下している患者さんが来院すると、病院玄関に用意した電動車椅子が患者さんを診察室まで運ぶことが可能になっています。いくつかの単純な技術の組み合わせをしたものですが、高齢者や要介護者の方、目の不自由な方を玄関から診察室・検査室まで安全に案内してくれます。病院の動線を記憶し、自動運転機能を持ったＡＩを車椅子に搭載するシステムはすでに実用化されていて、慶應義塾大学病院に二台設置されており、すでに数千人単位で検証していますが、利用者の満足度が極めて高い状況です。国立成育医療研究センターでは妊婦の移動にも利用されています。

さらに、がん研有明病院では、ＡＩが外来の抗がん剤治療患者の当日の朝の状態を聞き取り調査することに利用しています。あらかじめ患者さんがタブレット型のＡＩアバターに質疑応答することで、当日の体調などを記録。「この人は受けても大丈夫」とか、「今回はやめよう」という情報を集めています。

コロナ禍　遅れているデジタル化

コロナ禍では、できる限り患者さんと非接触で対応することが求められていますが、これにも、いろいろな形でＡＩタブレットを使うことができます。

糖尿病の患者さんはコロナ感染症の重症化リスクが高いため、なかなか病院に行きづらい状況でした。しかし、オンライン診療で糖尿病コントロールを行う方法の一つとして、患者さんの食事を写真に撮って送るとおおよそのカロリー計算ができるようなＡＩが開発され、患者さんの家庭からいろいろな情報を集めた健康指導もできるようになってきました。

コロナ感染の自宅療養の場合、酸素飽和度を測る装置が配布されましたが、時計型の装置で脈や心電図を測ることも可能ですし、スマートフォンで呼吸数を測ることもできます。このようなウェアラブルな装置を使って（今や、体に装着しないものも開発されています）、デジタルで情報を集めれば、自宅療養やホテル療養での突然の急変に対処できます。

デジタル庁が創設されましたが、全国民がマイナンバーカードを持っていれば、新型コロナワクチンを接種する際にも簡単に記録も残すことができたはずです。接種記録をシールで残すなど、二〇世紀のアナログのワクチン接種記録システムは、日本の遅れを如実に示した一例と言えます。デジタル化したシステムで副反応情報をリアルタイムで集めることもできたはずです。ワクチン接種の記録システムなど準備期間はあったはずですが、この国はどうなってしまったのでしょうか？

デジタル化をして、ＡＩをうまく組み入れていく医療の必要性は、コロナ禍の世の中を見ているとよくわかったはずです。ワクチン接種のプロセスだけを眺めても、日本はこんなに遅れている国なのかと啞然とします。最初のころは、ワクチンの予約を取ろうとしても取れないし、問診には一〇分かかると言われていました。問診は医師がしなければならないのですが、一人一〇分で一億人の接種一回でも一〇億分《ふん》の時間がかかります。一人八時間働くと何と約五七〇〇年分の作業量に相当します。これは物理的に不可能なので、実際はかなり短縮されていましたが、十分な説明がなされていたのか疑問が残ります。このような状況からもわかるように、もっともデジタル化やAIのアシストが必要な医療という領域で、いまだに、紙ベース、人海戦術(それもかなりの手抜き)でやっていた暗澹《あんたん》たる日本でした。

コロナ禍で、ホテル療養や自宅療養の患者さんは、苦しくなっても電話もなかなかつながらない。保健所からも連絡がこない。明らかに医療崩壊が起こっていたのです。

患者さんに起こる危険な兆候を察知するため、ウェアラブルな装置を装着して、情報をデジタル機器につなげば、いろいろな情報をリアルタイムで集めることができ、重要な情報を医療従事者へ速やかに伝達できるはずですが、それもできていません。コロナに感染して陽性とわかっている人に問診や聞き取りを対面でするのは、医療従事者に感染リスクが高まります。問診や聞き取りを、AIアバターが日本語だけでなく、例えば英語や中国語にも対応して行い、さらにバイタルサインなどの情報を非接触で集めることは、感染症対策として必要です。今後起こるかもしれない新しい感染症対策への備えとして検証してほしいものです。

先にも述べたように、ワクチン接種時の問診をAIアバターが担当し、副反応情報もこれらを生かして集めれば、リアルタイムで種々の情報が得られたはずです。

私たちはこのシステムを今回のプロジェクトの中でつくりましたが、新型コロナワクチンの接種でも結局採用されないままでした。紙を使い、接種を終えたらシールを貼って、「これは将来、証明になるから持っておいてください」と、ここまでひどいアナログの世界には驚きしかありません。

幸い、この時につくったシステムは患者さんへの簡単な説明に利用されるようになってきました。

今回のコロナ感染症の流行に際しても再認識しましたが、患者さんの診療情報を集めてデータベースをつくることはとても重要です。私は二〇一一年に民主党政権下で内閣官房参与として内閣官房の医療イノベーション推進室長をしていました。東日本大震災後、医療で一番困ったのは、これまでの診療情報が失われたことです。大津波がカルテ情報を根こそぎさらっていき、院内サーバーも壊れたことで治療の継続性を失いました。

再び大震災が起こった時に医療の供給を継続するのにどうするのかは、国として考えておかなければならない重要な課題です。もし、東京直下で地震が起こると、一〇〇万単位の人が自分の診療情報を失いかねません。震災対策としても、医療情報をどこかにデータベース化して個人個人がいつでもアクセスできる環境を整備するのは、国家的な危機管理体制として極めて大事です。もちろんデータベースは個人情報の保護が最優先なことはいうまでもありません。

今回のコロナ流行では間に合いませんでしたが、いずれ別の感染症が起きた場合に備えて、どのようにデジタル化を進め、それらへのアクセスをどのように図るか考えておくことは急務です。

がんの血液診断

いまはがん組織を採取してきて遺伝子パネル検査が行われて、その患者さんに適した治療薬が選ばれていますが、六〜八週間もかかるうえ、組織のバイオプシー採取をすることそのものに出血などの合併症リスクもあります。ところが、最近開発された技術では、血液を利用してがんを診断することができるようになっています。血液検査だけで、その人に合った薬を提供することができるのです。しかも、最新技術では、受診した日に血液を採れば、二日後には、その人に合った薬が投与できます。まさに画期的な技術革新で、最新のＤＮＡシークエンス技術とバイオインフォマティクスによって、複雑なデータの中から患者さんに必要なものを見つけ出すことができます。さらに、誰が見てもわかりやすい説明文書をＡＩが自動的につくることもできるようになってきました。

例えば、乳がんは骨に転移しやすいのですが、骨に転移した部位の組織採取はとても難しいのです。それが今や、血液を利用した検査で、ＥＳＲ１（エストロゲン＝女性ホルモン受容体）遺伝子に異常がある場合、ある薬の効果が期待できないことを判定できます。血液採取の翌日には結果がわかるので、効く可能性の非常に低い治療薬を数カ月服用し続ける無駄が省かれます。無効な薬剤によって副作用に苦しむことも回避できます。

また大腸がんは、今や日本で発生頻度が一番高いがんとなっています。女性のがんによる死亡原因で最も多いのが大腸がんであり、男性では第三位です。しかし、食道・胃の内視鏡検査に比べ、大腸内視鏡検査は技術的に難しいうえに、検査前の準備も絶食だけの上部消化管検査とは異なり、大量の水と下剤を飲んで大腸をきれいにする必要があります。お尻をさらして、検査を受けるという心理的な抵抗もあり、大腸内視鏡検査は胃の検査ほど多く受けられていません。大腸がんはステージⅠとⅡで見つかると五年生存率は九〇％以上、ステージⅢでも八五％ですが、ステージⅣで見つかると一三％ですので（ganjoho.jp）、大腸がんを積極的にスクリーニングして早く見つけることが非常に重要です。

内視鏡の画像から異常な部位を見つけるためのＡＩは開発されていますが、肛門からＳ字結腸・下行結腸・横行結腸・上行結腸へと内視鏡を挿入する技術を習得するのは簡単ではありません、腸の長さや位置の個人差のために難しい人もいます。そこで、自動運転の技術を応用して、どの方向に空間があるのかを見つけつつ内視鏡の先端が自動的に曲がり、そして、腸壁にかかる圧力を感知しておけば、押すだけで腸内をスムーズに曲がって進んでいけます。まれですが、腸壁を突き破るような合併症も避けることができます。このような自動挿入補助大腸内視鏡が実用化されれば、研修医でもすぐに専門家に引けをとらない検査が可能です。

医療に応用できそうな他の分野の科学技術の進歩を取り入れつつ、医療に応用していくことが必要です。また、一度検査した人には、腸内のどの地点でどれだけ曲げればいいのかをコンピュータが記憶して補助することも試みようとしています。これらが可能となれば、より多数の人に検査を受けていただき、早く大腸がんを見つけることができるようになると思います。

セキュリティの高いデータベース

ＡＩホスピタルプロジェクトのポイントは、より頻度の高い診断補助・治療支援システムを開発するとともに、データベースをつくることです。それも診療情報という非常に機微な情報を扱うためには、セキュリティの高いデータベースにする必要があり、「秘密分散方式」を採用しています。これは一人ひとりのデータを分散してクラウド上に置いておく方法です。そうすると一カ所でハッキングされても、その人の情報が丸裸になることはありません。

クラウドデータベースでは、一つの患者さんのデータをいくつかの場所にわけて(分散して)置いてあります。クラウドというのは複数の雲が浮かんでいるイメージですので、何となく不安を持っておられる方が多いのですが、データの分散保管でプライバシーの保護ができます。

そして、データにアクセスする方法として、多要素認証を採用しています。

例えば、保管されたデータにアクセスするには、その人のスマートフォンが近くにあること＋生体認証＋暗証番号の三つを組み合わせて、それが一致した場合にだけ、ログインを可能とする方法です。カメラで本人が目に前に座っていることの確認を追加すれば、ログインしたあとに他人が利用することもできません。鍵になる情報を分散して置いておけば、セキュリティが上がるわけです。

かといって置いておくだけでは意味がなく、統計的にいろいろなデータを解析して、この病気のこの段階の人にはこの薬がいいとか、この治療法がいいという、多様化した患者さんの病状に応じて治療法を提供できる大きなデータベースをつくる必要があります。

現在、日本には小児科患者に関するデータベースがありません。喘息《ぜんそく》での入院期間がA病院とB病院で、どれぐらい違うのか、そんな情報さえないのです。このような違いを比較すれば、長所・短所がわかり、広く医療の質をあげることにつながります。

今、国立成育医療研究センターを中心に、医療機関のレセプト情報を集めて、診断・治療法・入院日数などの情報で比較ができ、その情報を医療機関にフィードバックする方法を模索しています。同時に相違点を分析すれば、もっと効率的で有効な最前線の治療が提供できるようになります。すでにデータは集め終わっており、比較データをいろいろ出している最中です。

プラットフォーム

当初の計画には含まれていませんでしたが、AI技術が予想以上に早く進んできたので、いろいろなAI技術をいつでもどこでも誰でも利用可能とするために、多くのAI技術を搭載可能なAIプラットフォームを構築しました。

日本ユニシス(現・BIPROGY)、日本IBM、日立製作所、ソフトバンク、三井物産の五社が中心となりAIプラットフォームの技術研究組合を二〇二一年四月に立ち上げました。これは経済産業大臣と厚生労働大臣の認可を受けた技術研究組合です。この技術組合は、医療AIを開発する企業をサポートし、日本医療機器産業連合会とも協力してアドバイスを受ける形になっています。

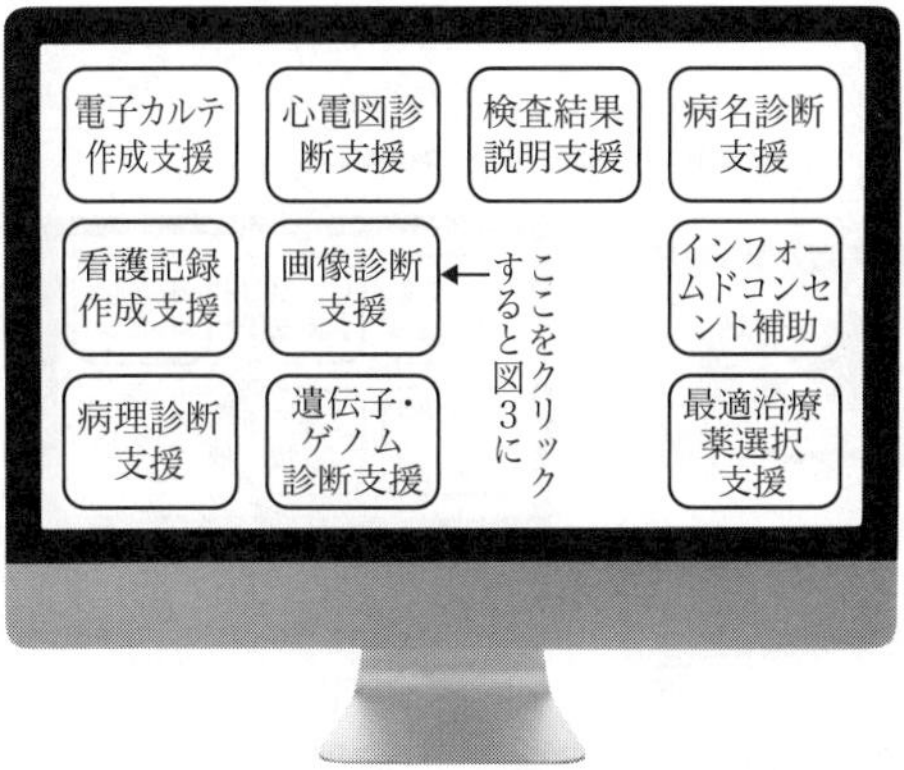

図2　医療用プラットフォーム

そしてユーザー側（医師や医療機関）の要望を取り入れ、AIの利用を推進するために、日本医師会がAIホスピタル推進センターを設置しました。技術組合は、医療用AIを開発したり、提供する役割を担っていますが、日本医師会の推進センターは、利用者側のニーズやコストを含めた使い勝手などを考慮しつつ、利用されるAIの質を確保する機能を持っています。同時に日本医師会は、アカデミックな組織である日本医学会と連携するようになっています。

画像診断やインフォームドコンセント補助など図2にあるような医療用のAI技術を集めておきます。

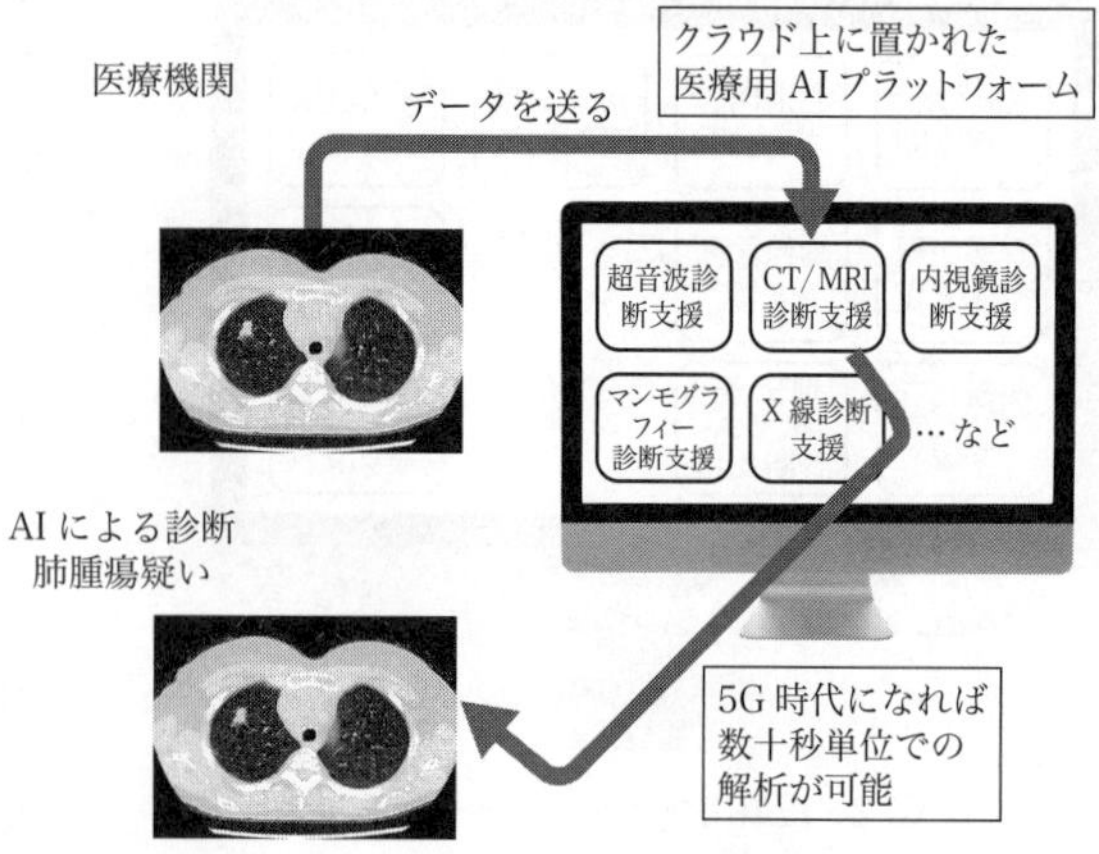

図３　クラウド上に置かれた医療用 AI プラットフォーム

例えば画像診断補助が必要な時、クリックすると画像診断のページに進みます。画像診断といっても内視鏡・超音波・X線画像・CT／MRI画像もあります。AIプラットフォームを介して、医療機関からCT画像をAI診断システムに送ると（図3）、即座に異常部位を指摘することで診る側の時間も節約できます。

　また、スマートフォンで眼底写真を撮って送れば、異常があるかをAIが判定することも可能です。一分弱で判定できるようなので、かかりつけ医でも利用可能です。5Gシステムでは画像データを速やかに送ることができるので、離島医療や僻地医療にも対応できます。コロナの流行で「オンライン診療」も一般化されてきましたが、慶應義塾大学病院では、妊婦がお腹に機器をあてると、胎児の心拍数が医療機関に伝わり、家にいても相談できるシステムを採用しています。

リスクを軽減　生活を豊かに

このようにＡＩを用いた医療を実現するためには、規制も含めた課題の解決が不可欠ですが、現在、それらの課題を抽出して検討しているところです。ただし、これらの課題は、私たちのプロジェクト内で解決できるものではなく、国が国際的な調整を図りつつ、標準化に取り組むという大きな枠組みが必要です。

例えば、画像のＡＩ補助診断を例にあげます。現時点では診断精度一〇〇％を求めるのはかなり難しい状況です。文献的に見ても九〇％にはるか及びません。しばらくの間（五から一〇年間）は、明らかに白黒が判断できるようなものをＡＩが判定し、残りを専門家が判定していくことで、現場の負担軽減に寄与すると考えられます。画像診断にしても、病理診断にしても、専門家の判定がわかれることも少なくありません。「絶対的な正解値」があれば、それを模範としてＡＩがディープラーニングして精度を一〇〇％に上げていくことはできますが、「絶対的な正解がない」画像診断や病理診断では、曖昧なグレーゾーンは必ず残ってきます。

乳がんの病理診断では、専門病院と一般病院での「がん」と「がんでない」とする不一致率は二〇％前後あると推測されています。しかし、データが集まれば集まるほどグレーゾーンが狭まって、最終的には専門家の負担がかなり軽減されるでしょうし、全国どこにいても均質の診断を受けることができるようになると思います。

このようにＡＩがアシストすることで目の前の患者さんにより正確な診断をして、より適切な治療を提供していくことができると考えます。そうなれば入院期間が短縮され、必然的に医療費も減り、そして、労働人口も確保できます。これは、高齢化により国が抱えている多くの課題に答えを出すことにつながると考えています。

「ＡＩホスピタル」という言葉は、「冷たい医療」との印象を持たれがちですが、決してそうではありません。処方ミスや画像の読み落としなどのヒューマンエラーを見つけることは、患者さんにとって利益となるだけでなく、医師や医療機関も救われます。病院や学校での配膳ミスで、アレルギー物質の入ったものをアレルギー患者に出してしまうようなミスの回避にも利用可能です。

地域医療、そして健康の維持に貢献

地域包括ケアにもＡＩは有効です。

二〇世紀の医療は病気を治すことでしたが、二一世紀の医療は、健康をどう維持するのか、あるいは病気を悪化させないための対応が大事になります。その観点では、かかりつけ医の役割が大きくなってくると思われます。

コロナ感染拡大の影響で、二〇二〇年以降、多くの人は病院に行きにくくなり、外出しなくなりました。二〇二五年には後期高齢者になる団塊の世代の人たちも、多くが巣籠もりしている状況です。私もその世代に近いので、体を動かさなくなると一気に運動機能が落ちることを実感しています。運動機能や認知機能が低下してくるフレイルの状態から、自分の身の回りのことを自分でできなくなり、要介護になってしまうと、家族も国も膨大な負担を抱えるようになります。その面からも、かかりつけ医はもっと健康指導に踏み込んだ役割を果たす時代になるでしょう。健康寿命を延ばすことは、本人や家族のためだけでなく、医療費増加を抑えることにもつながります。

思いやりのある医療を取り戻す

内閣府の「ＡＩホスピタル」プロジェクトのキーワードは英語で言うと「Empathy(思いやり)のある医療を！」です。人間でなければできないことは人間がやり、ＡＩやロボットにできることはすべて任せるシステム構築です。人間と人間の触れ合い、人間としての尊厳の尊重や人としての思いやりは、医療の根源をなすものです。ＡＩ医療・デジタル医療は、単に効率化して医療の質をよくするといった機械的なものではなく、医療従事者の働き方改革につながりますし、時間の余裕、心のゆとりにつながります。そうすれば、もっと患者さんと向き合う時間が確保されると考えています。

最後に私のめざす医師像を述べます。単に学校の成績がいいから医師になるのではなくて、困っている、苦しんでいる、悲しんでいる患者さんを救いたい人に医師になって欲しいものです。そして、医学教育で相手を思いやる気持ちを育んでいくことが大事なのではないでしょうか。

標準化につながるプロトコールを作成すれば一流の医師だと信じている人が少なくありませんが、心でも患者さんに寄り添える医師が求められていると思います。そのような教育をせず、マニュアル化・プロトコール化された医療従事者を増やしても、機器を使った医療の質の維持・確保ができるだけで、患者さんや家族の満足度はあがるのでしょうか？

患者さんの話をきちんと聞き取らないと、正確な診断もできません。いまは過度に標準化が進み、患者さんを診ずに、検査数値や画像の結果だけに頼って診ています。ＣＴ画像で初めて胸水や腹水と診断するのは、どう考えてもおかしいと思います。聴診器で呼吸音を聞き取り、お腹を触診すれば、すぐわかるはずです。患者さんが苦しいと訴えたので、CTを撮ったら腹水がたまっていた、というのは本物の医療ではありません。

患者と医師の関係の基本は、人間としての尊厳が両者間で保たれていて成り立つものだと思いますし、思いやる心があってこそ医療です。技術は大切ですが、技術イコール医療ではありません。思いやりを失えば、医療ではなくなると考えています。

医師免許・看護師免許・薬剤師免許がなくてもできる仕事をAIやロボットの助けを借りて行い、私たち医療従事者の心のゆとりを取り戻すことにつなげることが、AI医療のゴールです。

ウェアラブル超高感度センシング技術が切り拓く医療イノベーション

染谷隆夫

そめや・たかお　1997年東京大学大学院工学系研究科電子工学専攻博士課程修了，博士(工学)．2002年東京大学先端科学技術研究センター助教授．03年東京大学大学院工学系研究科助教授(07年より准教授)．09年より東京大学大学院工学系研究科教授．09年7月～17年6月プリンストン大学 Global Scholar．15年より理化学研究所主任研究員および創発物性科学研究センターチームリーダー．17年3月～20年3月ミュンヘン工科大学 Hans Fischer Senior Fellow．2019年，平成31年度文部科学大臣表彰(科学技術賞研究部門)．2019年，第16回江崎玲於奈賞．

私は、軽くて薄い伸び縮みするウェアラブル・センサの研究をしています。電子人工皮膚(E-skin)という伸縮性センサを開発しました。このセンサはゴムシートのように曲げたり、伸ばしたり、捻じったりできます。皮膚に直接貼ることができ、ヒトが動いても計測位置が大きくずれません。その結果、活動中でも安定して高精度に健康状態をモニタリングすることが可能になりました。この研究により、次世代ウェアラブルの新領域が切り拓かれました。

ウェアラブル(Wearable)、つまり身につけることができるデバイスとしては身近なところではスマートフォンが挙げられます。他にも腕に装着するスマートウォッチや、顔にかけるメガネタイプのデバイスも登場しました。

私が研究を進めているのは、その先の次世代ウェアラブルです。これには次の三つのタイプがあります。スポーツウェアなどにセンサが入っている「服型エレクトロニクス」、湿布のように体にペタッと貼ることができる「絆創膏《ばんそうこう》型エレクトロニクス」、皮膚とデバイスが一体化した「皮膚型エレクトロニクス」の三つです。いずれのデバイスも装着感のないウェアラブル超高感度センシング技術を応用しており、身につけても負担を感じることなく、生体情報を高精度に計測することが可能です。

超高齢社会の到来

日本は世界で最も高齢化率が高く、世界に先駆けて超高齢社会に突入しました。二〇三〇年には、他の多くの先進国もこの問題に直面していくと考えられます。高騰する医療費を抑えながら、人々の健康寿命を延ばしてクオリティ・オブ・ライフを高めていくことが世界共通の課題です。この課題解決に貢献するための、新しい技術が求められています。

私の研究グループでは、いつでもどこでも簡単に生体情報をモニタリングできる技術を確立することで、超高齢社会の課題解決への貢献をめざしています。これまで生体情報は患者さんがベッドで安静にしながら、医療機関のさまざまな検査機器を使って測定してきました。しかし、自宅では、医療関係者も不在で、かつ検査機器もそろっておらず、手軽に生体情報を正確に測定できません。私の研究グループは半導体の高精度化と微細化によって機器の小型化を進め、誰もが正確な生体情報をどこでも計測できるウェアラブル・デバイスの開発に取り組んでいます。

リモートヘルスケアにおける情報アクセシビリティ

現在、新型コロナウイルス感染症による社会的な影響が長引いています。人と人が接触することなくリモートでさまざまな生体情報を計測できる技術の重要さは増すばかりです。スポーツやフィットネス、ヘルスケアなどの領域では早くもデバイスの活用が進んでいます。実際に、日本代表の強化選手のトレーニングでもコーチと選手のリモート化に活用されました。

健康状態のモニタリングは、人との位置関係で分類すると、「体の外部」「体の内部」「体のそば」の三つにわけて考えることができます。「体の外部」は、ベッドにセットした転倒防止センサや、部屋での動作状況をウォッチできるカメラなどです。「体の内部」は、ペースメーカーなどのインプラントやカプセル内視鏡のような飲み込み型です。この二つはすでにいろいろな場面で利用されていますが、いま、実用化に向けて大きく開発に動いているのが、「体のそば」です。体の外部でも内部でもなく、着たり貼りつけたりして「体のそば」で生体情報を計測しようという試みが活発になっています。

センサの測定精度は、計測対象と物理的な距離が近いほど高くなります。そのため利便性がよいという観点から、身につけるタイプの指輪型やコンタクト型、ネックレス型やインナーウエア型が開発されました。呼吸、心拍、血中酸素飽和度、体動、発汗、汗成分、心電、筋電、脳波、水分含有量などを計測する製品が市販されています。

こうしたウェアラブル・デバイスは、健康ジムなどフィットネス分野での活用が盛んです。パフォーマンスを上げるための計測はもちろん、ＥＭＳという電気刺激で筋肉に負荷をかけながらのトレーニング手法でも応用されています。電気刺激を与えるスポーツウェアを着ることによって短期間に効果をあげることができるため、人気が高まっています。

センサの応用は、赤ちゃんに対するセンシングでも期待されています。昨今、乳幼児のうつぶせ寝による突然死が問題になっていますが、リスク回避の見守り手段としてセンサの利用が進んでいます。

企業での取り組みも始まっています。労働者の安全を守るため、長距離運転や建設現場など過酷な労働環境で働く人たちの健康状態をモニタリングするというのがその一例です。今後こうした検証データの蓄積が進めば、近い将来、一般社会へも広く適用されていくことが期待できます。

柔らかい生体と硬い材質

センサとして体に接触させることを考えた場合、シリコンやガラスのような硬い材質は適切

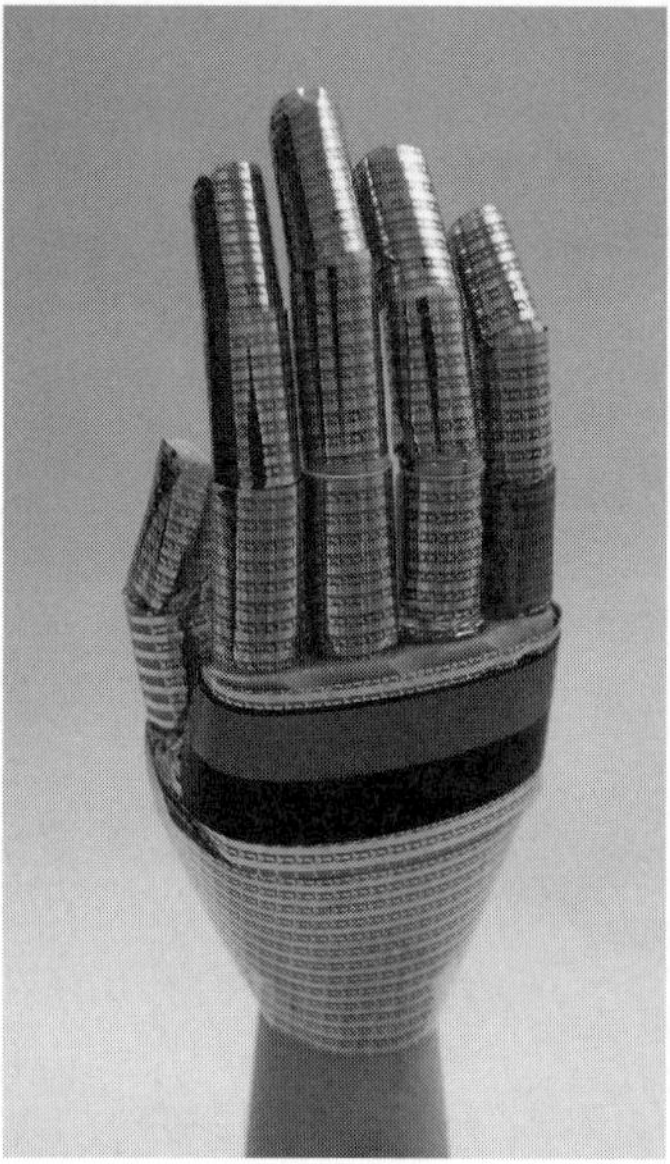

図1　電子人工皮膚

ではありません。硬い電子部品を体に押しつければ痛みが生じますし、強く押しつけて血流が止まれば周辺の細胞が壊死《えし》する恐れもあります。センサと柔らかい生体との親和性をいかに高めるか、それが次世代型ウエアラブル・デバイスの開発での重要な課題になります。

　ここで、私が柔らかい電子素材を研究するようになったきっかけを述べます。私は二〇〇一〜〇二年、米ベル研究所とコロンビア大学で在外研究を行った後、東京大学で独立した研究室を立ち上げ、二〇〇三年に世界初のロボット用の電子人工皮膚の試作に成功しました。この電子人工皮膚は、人間の皮膚のように柔軟で、大面積を覆うことができ、温度と圧力の分布を複数の測点で同時に測定できるマルチモーダルセンサです(図1)。

　現在ロボットの聴覚と視覚は、人間より優れた感覚をもっており、マイクロホンやＣＣＤカメラでは人間では聞けない波長や見えないものまで捉えることができます。しかしそれ以外の感覚器である嗅覚や味覚、触覚については、実用面で決定版というセンサがまだ実現されていません。皮膚感覚についても同様です。私は柔らかい素材を使って、人間が持ち合わせる皮膚感覚を実現するための研究をスタートさせました。

電子人工皮膚の開発

人間の皮膚の面積は、延べ二平方メートルほどあります。また畳二枚分の皮膚の上に、数百万個の痛点《つうてん》があると言われています。仮に痛点が二〇〇万個とすると、二〇〇〇×一〇〇〇になるので、フルスペックのハイビジョンの発光点と同じくらいの膨大な数になります。

それまでのロボットは、指先に一個、二個、三個と圧力センサをつけて個別に配線していました。しかし大面積のセンサを実現するのに、全表面に二〇〇万個ものセンサをつけてそれぞれに配線するのは現実的ではありません。

これを解決するために、私は液晶ディスプレイのように額縁部分だけの配線ですべてにアクセスできる回路手法に着目しました。この回路手法を応用することによって配線数を著しく減らすことに成功し、世界で初めて柔らかいトランジスタという電子スイッチを使ったロボット用の電子人工皮膚の試作を実現しました。この開発はアメリカの『TIME』誌で優秀発明(二〇〇五年)として特集されて、表紙を飾りました。

人間は人と握手をすれば、握力や体温からその人の情熱が伝わってくる気がします。もちろん圧力や温度のセンシングと知覚認識は別次元の機能ですが、柔らかく応答性のある人工皮膚でロボットの表面を覆えば、ロボットを温かみを持った存在と感じられるのではないか？　私はそんなことを強く意識し始めました。

メンタルの電子計測はいまでこそ活発ですが、当時は柔らかい素材で人間の内面をセンシングするというと、眉唾的な印象を持たれました。しかし、研究をスタートさせてから二〇年弱の間に電子計測の技術が発展し、メンタルの計測も飛躍的に進歩してきました。

その後、NEDO(新エネルギー・産業技術総合開発機構)の助成を得てプロジェクトが立ち上がり、私がプロジェクトリーダーをつとめました。またJAPERA(次世代プリンテッドエレクトロニクス技術研究組合)という技術研究組合をつくり、フレキシブル・デバイスの実用化をめざしました。大面積のフィルムにセンサを印刷することにより、大量に作製する技術を開発しました。このセンサを使えば、圧力や温度を大面積でリアルタイムに計測することが可能です。

人間がロボットを温かみのある存在として感じられる、そんな電子人工皮膚の実現が私のめざすゴールの一つです。

世界初の伸び縮みする電子回路

人間の皮膚というのはもとより柔らかいものであり、ロボット第一世代の皮膚も柔らかい素材でした。が、研究を進めてすぐに単純にしなるだけでは不十分だと気づきました。腕の関節のような可動部や自由曲面に貼るには伸び縮みしなくてはいけません。曲がるだけでなく、伸び縮みすることが重要だと気づきました。こうして世界初の伸縮性のある電子回路の開発に取り組みました。

ゴムのシートの上に硬くて小さなアイランド状の領域を二次元格子のように埋め込んで、その上にトランジスタをつくり、伸び縮みする配線をプリントする手法を開発しました。このシートは伸ばしても、トランジスタの性能を損なわず配線だけが伸び縮みします。一四五%伸び縮みできる電子回路が完成しました(図2)。

この開発で重要な役割を果たしたのが、世界に先駆けて私たちが開発した電気を流すゴムです。本来ゴムは電気を流しませんので、導電性の粉体をゴムに混入させることで電気が流れる

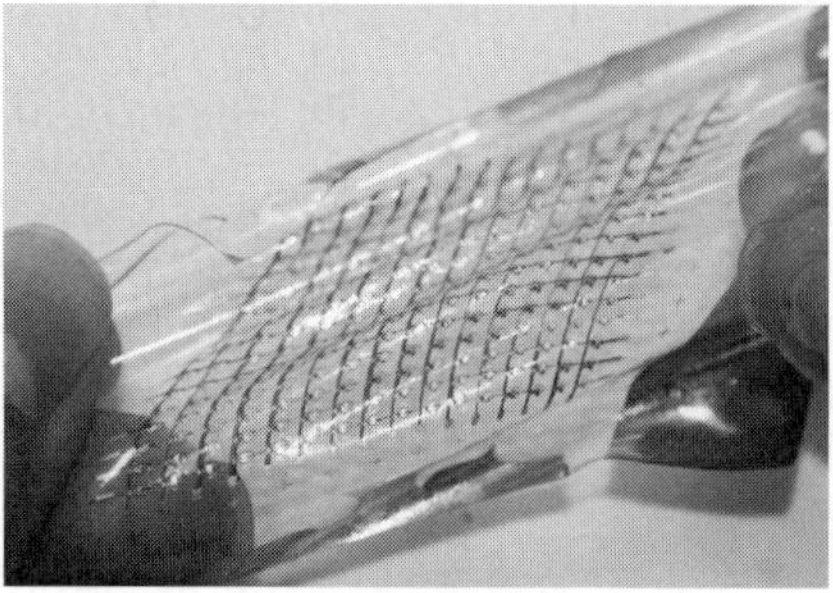

図２　伸縮性配線を使った電子回路

ようにします。ところが導電性の粉体は硬いので、電気をたくさん流すために粉体をたくさん入れれば、素材はより硬くなります。

　この問題を解決するため、たくさん電気を流せて、かつ大きく伸ばすことができる新素材の開発を試みました。その結果誕生したのが、ゴムシート上に印刷でつくられた世界初の伸び縮みする電子回路です。当時としては世界最大の高導電性（一〇〇〇S／cm）と四〇〇％もの高伸長性を両立しました。その後この新素材は実用化されて、現在いろいろな用途で応用されつつあります。

　例えば、服に配線してセンサを埋め込むこともできます。筋電を計測する場合、体にゲル電極のシールをペタペタと貼って、そこから外づけの配線で腰につけた読み出し用の無線モジュールに繋ぐとなると、運動時に配線が邪魔になったり、外れてしまったり、ノイズが入ってしまったりします。しかし服型センサであれば、着るだけで心電や筋電、体動などの情報を正確にモニタリングすることができます。

二〇一五年には、この技術により東京大学発のベンチャー企業として株式会社Ｘｅｎｏｍａを設立しました。同社はスマートアパレルという服型の電子システムを実用化しました。例えば、スポーツウェアに七つの加速度センサを組み込んでＡＩ解析することで、人の動きを正確に読みとるモーションキャプチャーシステムを実用化しました。

歩行ビッグデータによる認知症の早期発見

人の動きをデジタル記録するモーションキャプチャーは、複数のカメラを固定して、マーカーを人体に貼りつけて計測するのが一般的です。しかしそれでは、カメラをセットアップできる場所でしか使えません。一方、服型センサのスポーツウェアは、着るだけで、カメラの設置が不要です。場所を選びません。リハビリテーションでの回復の具合や、スポーツ選手のトレーニングの様子を定量化してモニタリングできます。自宅でも簡単に利用できます。リハビリテーション中の患者さんがウェアを着てトレーニングすると、離れたところにいる理学療法士が定量的に計測しながら「脚が上がっていませんね」などとフィードバックすることができます。これがどれほど有用なことなのか、コロナ禍で実証されました。

また、歩行ビッグデータの解析によって認知症の早期発見をめざす臨床目的の研究もあります。認知症は認知機能テストの記憶成績で判定しますが、ある程度症状が進行しなければ発見できません。ところが最近の研究で、認知機能の低下よりも歩き方など行動から病気の兆候を発見する手法が注目を集めています。該当するリスク行動を計測することで、認知症の早期発見が期待できます。

認知症の治療薬の開発が世界で進んでおり、近い将来に、早期に服用すれば病気の進行を止めたり、進行を遅らせたりできると期待されています。早期に患者さんをスクリーニングできれば、とても有効ではないでしょうか。対象疾患を認知症だけに限定していませんが、製薬会社とＸｅｎｏｍａ社の連携も始まっており、医療や創薬分野におけるウェアラブルの活用が進展しつつあります。

伸縮性デバイスから極薄デバイスへ

私の研究グループが開発したロボット用の人工皮膚は、伸縮する新素材の開発へと発展し、服型センサが実用化され、いま新しいフェーズに入りました。最先端テクノロジーが産業界に導入されたあとの大学での取り組みについて、ご紹介しましょう。

米ノースウェスタン大学のジョン・ロジャーズ博士らは、「電子タトゥー」と呼ばれる手法を開発しました。シリコンのチップを数マイクロメートルまで薄くして、薄型のフィルムに貼り、皮膚に直接貼りつけるものです。

フィルムを五〇〇マイクロメートル、一〇〇マイクロメートル、三六マイクロメートル、五マイクロメートルと薄くするほど、複雑な形をした表面への追従性がよくなります。たとえるならキッチンラップが魚の鱗《うろこ》にピタッとくっつくようなものです。その結果、ヒトが動いてもデバイスの位置がずれたり取れたりしにくくなります。皮膚と良好な物理的接触が得られれば、ヒトが活動中でも、心電や筋電など生体から出る電気信号を極めて安定的に高い信号ノイズ比で計測できます。

ここ数年で皮膚接触型のセンサが、いろいろ出てきました。体温、心電、筋電、脳波、血中酸素濃度などを計測する物理センサや、水分や発汗量を計測し、汗の分析(乳酸値、血糖値)をする化学センサなどです。皮膚は侵襲性がなく生体に最も近い場所ですから、こうした皮膚を電子化するスキンエレクトロニクスと呼ばれる新しい領域が活発に研究されています。

私の専門は、有機半導体を使って印刷プロセスで大面積の回路をつくることです。この手法を使って、一マイクロメートルというキッチンラップの一〇分の一の厚みのフィルム上に高度な集積回路をつくり、世界最薄・最軽量のセンサが誕生しました。これを使って、さまざまな生体情報を安定して高精度に計測することをめざしています。

まず通常の半導体プロセスでデバイスを薄いフィルムの上につくったあと、そのフィルムを仮に固定していたガラス板などから剥がします。こうやってキッチンラップのように極薄のデバイスができます。次にゴムシートをもとの長さの二倍に引っ張ったまま、この薄いフィルムを貼りつけた後で、引っ張っていた力をリリースします。するとゴムは縮みますが、表面に貼ってある薄いフィルムは伸び縮みせず、表面に蛇腹《じゃばら》構造が形成されます。この蛇腹構造を精密にナノ寸法でコントロールすることによって、高度な半導体センサ部品も伸び縮み自由になりました。

極薄型パルスオキシメーター

一枚の薄型フィルムに、さまざまな異なる半導体デバイスを集積することもできます。私の研究グループでは、赤と緑に発光する二色の有機ELと有機光検出器を一枚のフィルム上に集積化して、極薄のパルスオキシメーターを開発しました。これを指に巻くだけで血中酸素濃度を計測できます。

従来のパルスオキシメーターはクリップ型で、長時間つけていると煩わしく、外れやすいというデメリットがあります。しかし極薄型のパルスオキシメーターであれば指にピタッとつくので、測定位置がずれにくく、多少動いても正確に計測できます。

極薄型パルスオキシメーターは、既存のクリップ型と同じ原理で動作します。薄く軽くつくられていることがポイントです。いつでもどこでも誰でも簡単に高精度に計測するという手法の開発が進み、高度な電子機能が集積化されていきました。

さらに、技術は進歩して、一点の計測から多数の測定点による分布の計測へと発展していきます。フレキシブルなイメージセンサを株式会社ジャパンディスプレイと共同で開発しました。解像度五〇〇dpiと高精彩で、かつ読み出し速度四一fpsと高速で、薄くて軽量で曲げられるイメージセンサです。高感度な有機光検出器と高速のシリコン薄膜トランジスタとを損傷の少ないプロセスで集積化したことで、高解像度と高速読み出しを両立させました。さらに有機半導体の材料に工夫をして、可視光から近赤外光の八五〇ナノメートルまでの幅広い波長領域において高い光応答性を実現しました。

このセンサの最大の有用性は、生体認証とバイタルサインの同時計測です。指紋の上につけると指紋や静脈が見え、同時に脈波も計測することができます。そのため指の腹につければ、指紋認証と静脈認証の両方が可能になり、これにより生体認証率が極めて高くなります。また認証情報と同時に生体情報も取得できるので、いわゆる「なりすまし」防止が期待できます。

例えば将来ウェアラブルを活用した新しい保険制度を検討する際、得られた健康情報が本人のものかどうかを確かめることは重要です。私たちが開発したこのセンサを使えば、本人認証すると同時にその場で生体情報を計測でき、「なりすまし」のリスクは小さくなります。健康であれば掛け金が安くなる保険の場合、自宅で元気な若い人で生体情報を計測し、本人認証は高齢者の指紋でやるというバラバラ状態では「なりすまし」が可能ですが、同時であれば未然に防ぐことができます。

ナノメッシュ電極

一方でどんなにデバイスが薄くても、連続して長時間計測するとなると、貼りつけた部分が蒸れたりかぶれたりする恐れがあります。そこで、通気性があるナノサイズのメッシュ型電極の開発にも取り組みました。

ナノメッシュ電極は、ポリビニルアルコール(ＰＶＡ)という水溶性の高分子を材料としてエレクトロスピニング法(電気紡糸法)で作製されます。ノズルから高電解をかけて、直径がナノ寸法のＰＶＡのスパゲッティのようなメッシュ構造を吹き出させます。そのナノメッシュ構造上に金を蒸着すると、金はナノメッシュ構造の上だけに付着します。これを皮膚の上にのせて霧吹きなどで水を吹きかけ、台座のPVAを水に溶かして洗い流します。最後には、たくさん穴のあいている金の箔だけが皮膚の上に残ります(図3参照)。

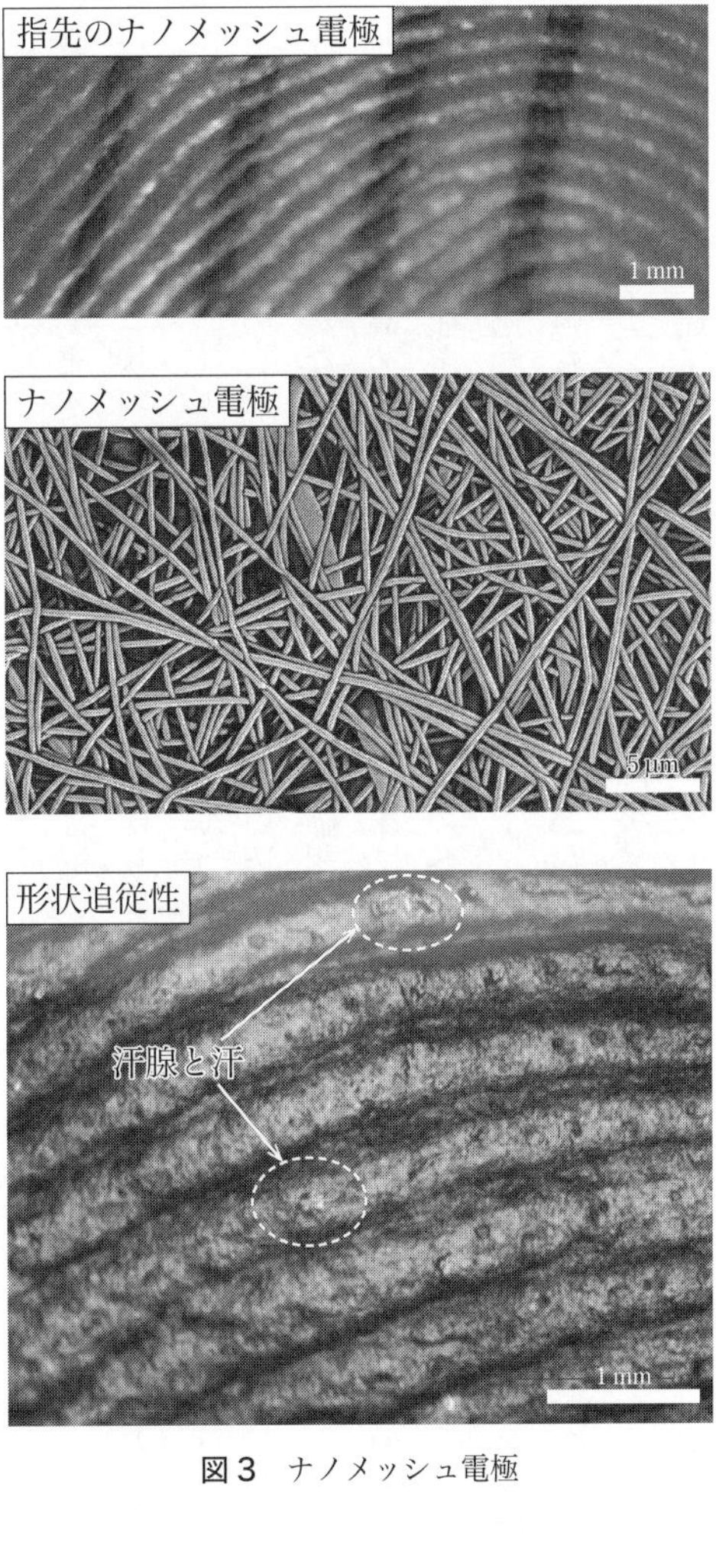

図3　ナノメッシュ電極

図3の一番上の図の、縦の線(黒の濃い部分)が指紋の上に貼られた金のナノメッシュです。連続的な金箔に見えますが、真ん中の図のように電子顕微鏡写真で拡大すると、たくさん穴があいているメッシュ状の金の箔であることがわかります。一番下が一番上の図の拡大写真で、黒い点が汗腺です。この図の下側は金の箔がついているところ、上は金の箔がついていないところです。金の箔の有無にかかわらず、汗腺の周辺には、ほぼ同量の汗が出ていました。金のナノメッシュは自然な発汗を損なわないことが確認できます。

生体の親和性を高めるのに通気性は重要な要素です。慶應義塾大学病院の皮膚科の専門医と共同で、皮膚の炎症を確認するためにパッチテストを行い、二〇人の被験者に対して、ナノメッシュを皮膚に一週間貼りつけました。比較データをとるため、シリコンやパリレンで作製した生体適合性が高いものの通気性がないデバイスも一緒に皮膚の上に貼りました。その結果、通気性がないシリコンやパリレンでは、一週間後には炎症が発生するリスクがあることがわかりました。一方、通気性があるナノメッシュでは、明らかな炎症反応を認めませんでした。

また、薄い金の箔は壊れやすそうに見えますが、ひとたび皮膚に貼りつけると十分な耐久性を示します。実際に、指の関節部分に貼った配線は一万回曲げ伸ばしをしても電気的な特性が損なわれないことを確認しました。

さらに、通気性のある電極を胸部の皮膚に貼りつけて、装着時の負荷がなく、長期間安定的に心電計測を行うための技術に取り組んでいます。電力を供給したり信号を読み出したりするために、腹巻の上に配線やバッテリー、無線のモジュールなどを集積化してナノメッシュと接続させています。その結果、リアルタイムで心電波形をスマホに飛ばすことができました。

極薄のスキン圧力センサ

ナノメッシュは、皮膚電極としての用途探索から始まりましたが、通気性のある電子素材を多層に積層することによって、より高度なセンサへと発展していきます。そのひとつが、指先がモノに触れた時に接触圧力を感知するセンサです。通気性のある三層のナノメッシュ（上部電極、下部電極、絶縁膜）を貼り合わせて、コンデンサー構造をつくり、圧力による容量の変化を見ます。

この圧力センサは指先に貼りつけても、指先の感覚に影響を与えません。では、指先の感覚に変化がないことをどうやって調べるのか。手袋をすると、指先の感覚は変わります。指先にモノをつけると感覚が鈍るので、何かを持ち上げようとする時に余分な力を入れないとモノが持ち上がりません。これを利用すれば、モノをつまんで持ち上げる際に必要とされる「最小の力」を測ることによって、皮膚感覚に影響しているかどうかを定量的に計測することができます。

　何もつけていない状態、指先に二マイクロメートルの非常に薄いフィルムをつけている時、新しく開発したナノメッシュをつけている時の三通りで比較しました。するとナノメッシュの場合には何もつけていない時と「最小の力」は同じですが、二マイクロメートルでは余分な力を入れないと持ち上がらないことが判明しました。指先の感覚がナノメッシュの影響を受けていないことが実証できました。また〇・一六グラムのとても柔らかい綿の玉を持ち上げて、正確に圧力が計測できることを示しました。

　ロボットの電子人工皮膚の開発からスタートした研究は、世界初の伸縮性のデバイスを生み、次は薄くして表面の密着性をよくすることで、研究対象がロボットからヒトへと広がっていきました。ヒトの表面にセンサをピタッと貼りつけると、ヒトが動いても安定して正確に生体情報を計測できます。ところが長期間計測するとなると、次なる課題として通気性が大事になってきました。そこでたくさん穴があいているメッシュ状の通気性のよいセンサを開発し、生体適合性を上げることによって、連続してさまざまな生体情報を本人の負荷なく計測することが可能になりました。

私たちが行っている研究のめざすべきゴールは明快です。まず生体情報を高精度に計測するためには、生体に接触させる必要があります。そうすると当然、薄くて軽いほうがいい。また、伸び縮みしないと皮膚から外れてしまうので、伸び縮みすることが必要です。もちろん毒性があってはならず、生体に安全な物質でつくる。さらに、生体情報をより正確に計測するためには長時間装着する必要があり、かぶれたり蒸れたりしないように通気性がなければいけません。つまり、軽量・薄型で、伸縮性があり、毒性がない材料でつくられ、そして通気性があるものが求められる。これらをすべて満たすデバイスを作製した結果、実際に炎症を起こさず生体情報が何日間も安定して取れることを実証できました。

現在、ナノメッシュなどの次世代ウェアラブルを使った医工連携の共同研究が進んでいます。どういう種類のデータをとって、どういう病気を分析していくのか、いよいよ面白いフェーズに移ってきています。

医療が変わる

ウェアラブル・センサをうまく活用することが、今後の医療を大きく変えていくと期待されます。ポイントは、インセンティブをどうつくるかです。通常、患者さんが病院に行くのは、何らかの病気の自覚症状があるからです。しかしウェアラブル・センサを装着していれば、健康な時から連続取得している生体情報をベースに、早い段階でわずかな体調変化をとらえることが可能になると期待されます。病気の兆候を早期に察知して、早期に受診できれば、高い治療効果が期待できます。

健康な人に対して「今は病気でなくても、そのうち病気になるかもしれない。今のうちからセンサを身につけたらどうですか」と勧めても積極的な利用は期待できません。しかし長年にわたって蓄積された生体情報を活用できれば、そのデータのわずかな変動から生活習慣病などを心配する人々の行動変容を促すメリットがあります。ここで重要になるのが、健康な時から継続して生体情報を取得することが健康や医療の向上につながる、という意識です。「データは続けてとるのが大切」という視点へと変えていくことが、今後の大きな課題となるでしょう。

地域から世界へ

現在、「地域創生」「地方創生」といったキーワードが盛んに言われています。地域の問題は、個別の小さな問題のように見えてしまいがちですが、すべての人が共通して困っている問題を含んでいることが多いものです。私たちは、ウェアラブル・センサの最初の応用先として、長崎県における水害の避難所で被災者の健康状態をモニタリングする実証実験を始めました。

長崎県は離島もあれば坂道も多く、他の地域と比較して、高齢者が孤立しやすい地理的な環境にあるといえます。人は活動量が少なくなって運動機能が低下すると、健康上のさまざまな問題を引き起こすことがわかっています。特に避難所は高齢化による課題が顕著にあらわれる場所です。そこで避難所で高齢者の行動や健康状態を集中的にモニタリングして、ウェアラブルの有用性を実証しようというのがこのプロジェクトの狙いです。

検証を重ねて有効な仕組みを構築できれば、他の過疎が進む地域でも使えるはずです。まずは特定の難題の解決に向けて、さまざまな知恵を結集して突破口を開き、うまくいけばそれを次に水平展開したいと考えています。高齢化にともなうさまざまな問題への解決策を、課題先進国の日本から世界に示していきたいと思います。

継続が重要

これまでエレクトロニクスの本流は、シリコンを中心とした無機半導体でした。微細化することで演算速度が上がり、消費電力も下がります。また一度にたくさん作製できるので、コストも低減できます。デバイスが小さくなれば動作が速くてバッテリーも長持ちして価格も安くなるわけで、これまで多くの研究者や技術者が、物理的な限界に達するまでシリコンデバイスを小さくすることに取り組んできました。

しかしこれも限界に達しつつあります。その後の新しい価値観をどう見出すのか。いかに微細化とは違う基軸を打ち出すか。微細化でマシーンの演算が速くなる一方で、人間の処理能力はそう変わりません。そのため、マシーンと人間の間には埋まらない溝を感じます。そこで、柔らかい素材を使って生体とマシーンの親和性を高めれば、そのギャップが埋まるのではないだろうかと考えました。その結果、たどり着いたのがロボットの電子人工皮膚という概念です。

産業としてみると、電子人工皮膚はようやく実用化にたどり着いた段階で、今後の市場ポテンシャルは未知数です。しかし自分で見つけた新しい可能性なので、行けるところまで自分たちで大きく育てていきたいと思っています。

最後に若手研究者へのメッセージで締めさせていただきます。工学に限らずあらゆる学術分野で言えることですが、何ごとも長く継続して諦めないことが重要です。ただし自分が好きなことでないと長続きしませんし、熱中もできません。好きなことや関心のあることに存分に向き合ってみること、これが何よりも大切であると思います。

期待される遺伝子治療

小澤敬也

おざわ・けいや　1977年東京大学医学部卒業．博士(医学)．79年東京大学第三内科入局．85年から87年まで米国国立衛生研究所に留学．東京大学医科学研究所講師・助教授を経て，94年自治医科大学教授．98年同大学血液学講座主任教授，分子病態治療研究センター遺伝子治療研究部教授(兼任)．2011年同大学免疫遺伝子細胞治療学(タカラバイオ)講座教授(兼任)．14年東京大学医科学研究所附属病院長，先端医療研究センター・遺伝子治療開発分野教授，自治医科大学客員教授．18年自治医科大学名誉教授．18年AMED(日本医療研究開発機構)プログラムスーパーバイザー・プログラムオフィサー．21年テルモ社外取締役．22年日本教育財団首都医校校長．

はじめに

遺伝子治療のコンセプトが提案された時は、遺伝性疾患に対する造血幹細胞遺伝子治療が理想的と考えられました。けれども、技術的に難しく、最初のころはがんに対する遺伝子治療の臨床研究が活発に行われました。

しかし、がんでは明瞭な効果が得られず苦戦していたところ、二〇〇〇年に世界で初めての遺伝子治療単独での成功が報告されました。それはX-SCID（X連鎖重症複合免疫不全症）に対する造血幹細胞遺伝子治療でした。これにより遺伝子治療の有効性がようやくクリアに証明されたと、世界中が沸き返りました。ところが、この遺伝子治療を受けた男の子たちが二、三年で次々と白血病を発症し、臨床試験に急ブレーキがかかってしまいました。その後、ガンマレトロウイルスベクターによる遺伝子導入で生じる挿入変異が白血病発症の契機になったことが判明して、遺伝子治療そのものの安全性が疑問視されるようになりました。

なお、「ベクター」とは治療に用いる遺伝子を運ぶ入れ物（運び屋）のことを意味し、ウイルスを利用する場合はウイルスベクターと呼びます。ウイルスの力をうまく利用した遺伝子導入法です。ウイルスを使わない場合(非ウイルス性ベクター)は、脂質などが利用されます(リポソーム法)。

ガンマレトロウイルスは代表的なものがマウス白血病ウイルスで、それに由来するベクターを使うと治療遺伝子を標的細胞のゲノムに挿入することができます。治療遺伝子がゲノムに挿入されると、細胞分裂が起こっても一緒に増えていきますから、効果が持続します。

その後、安全性の高いＡＡＶ(アデノ随伴ウイルス)ベクターが開発されました。ＡＡＶベクターの場合は、治療遺伝子が細胞の核内に入りますが、ゲノムには挿入されないため、細胞が増殖すると治療遺伝子は失われていきます。したがって、ＡＡＶベクターの標的は増殖しない細胞が一般的です。これを用いた遺伝子治療でパーキンソン病、ＡＡＤＣ(芳香族アミノ酸脱炭酸酵素)欠損症、網膜ジストロフィー、血友病、脊髄性筋萎縮症などに対して臨床での有効性が次々と示されるようになりました。このようにしばらくの停滞期を経て、二〇一〇年ごろからは再び遺伝子治療が脚光を浴びるようになりました。

ガンマレトロウイルスベクターの場合も、その改良によって造血幹細胞遺伝子治療で問題になった白血病の発生はほぼ見られなくなりました。さらにレンチウイルスベクターを使うことで安全性と有効性が高まり、副腎白質ジストロフィーのような中枢神経症状を現す疾患でも、造血幹細胞遺伝子治療の有効性が示されるようになりました。このレンチウイルスもレトロウイルスの仲間で、その代表はヒト免疫不全ウイルス(HIV。いわゆるエイズウイルス)です。ガンマレトロウイルスベクターと異なり、レンチウイルスベクターは増殖しない細胞にも遺伝子導入が可能であり、挿入変異によるがん化リスクも低いと考えられています。

長い間、がんに対する遺伝子治療は難しかったのですが、CAR(キメラ抗原受容体)-T細胞療法が登場して、大きな発展を遂げています。特にCD19-CAR-T細胞療法がB細胞性腫瘍(白血病やリンパ腫)に対して驚異的な治療効果を発揮し、大手製薬企業やベンチャー企業が競ってこの分野に参入しています。

このように遺伝子治療の実用化に向けた研究が初期の過熱期から反省と停滞の時期を経て復活し、先端医療として本格的に発展を遂げている現況を簡単に紹介していきます。

遺伝子治療とは

遺伝子治療には、「遺伝子を治す」という本来的かつ究極的な方法と、「遺伝子で治す」という発想の転換から生まれた合理的かつ巧みな応用といえる方法があります。

遺伝子治療の基本的発想は一九七〇年ごろに生まれ、遺伝子工学の進歩につれて現実的なテーマとして浮上してきました。

すなわち、遺伝子に傷のある遺伝性疾患に対して、その傷そのものを治す(遺伝子を治す)根本的治療ができるのではというアイデアですが、当初は夢のような治療法でした。

いまはゲノム編集技術(ゲノム上の狙ったDNA配列を書き換える技術)が発展して現実的な治療法に近づいてきましたが、当時それはとても無理な話でした。そこで遺伝子に傷があって機能しない場合、その傷はそのままにして正常の遺伝子を問題のある細胞に入れて病気を治す戦略が考えられました。この「遺伝子で治す」という現実路線をさらに応用していくと、遺伝性疾患だけに留まらず、がんなどの後天性疾患にまで遺伝子治療の対象が拡がってきたわけです。

また、遺伝子治療には、「体細胞遺伝子治療」と「生殖細胞系列遺伝子治療」の二つの方法があります。

期待される遺伝子治療

いま実際に行われているのは体細胞遺伝子治療だけで、体細胞を遺伝子操作してもその影響が子孫に伝わることはありません。インフォームド・コンセント(説明と同意)により患者さん自身が遺伝子治療のリスクとベネフィットを正しく理解してその治療法を受け入れるのであれば、倫理的な問題はほとんどありません。

しかし生殖細胞系列遺伝子治療となると、遺伝子操作の影響が患者さんの子孫に伝わっていきます。ポジティブな面では子孫にわたって疾患を根絶できますから、理想的な治療法とも言えます。しかし遺伝子操作の影響が子孫につながるということは、大袈裟に言えば、人類の遺伝子プールに手を加えることを意味します。遺伝子操作の安全性が完全には確立されていない段階で、生殖細胞系列に手をつけるのは倫理的に許されません。このため基本的に禁止されています。

以前は生殖細胞系列遺伝子治療は現実的でなかったので、議論のための議論でした。ところが二〇一八年、中国の研究者がゲノム編集技術で受精卵を改変して双子を誕生させてしまいました。また、遺伝性疾患を根絶するというアプローチではなくて、HIV感染症が対象疾患でした。このときの標的分子はケモカインレセプター(CCR-5)というHIVの補助受容体です。このCCR-5に変異を持っている人は健康な人の中にも一定数いて、その変異があるとHIVに感染しにくくなることが知られています。ならば遺伝子操作によってCCR-5に変異を加えるとHIVに抵抗性になるのでは、という発想で受精卵にゲノム編集を行い、双生児を誕生させたのでした。

対象になった双生児の父親はHIVのキャリアでした。遺伝子操作でHIVに感染しにくい人間をつくったわけです。それも中国国内の手続きを経たわけではなくて、研究者独断の暴走でした。とんでもない暴走に対して、世界的な会議も開かれ、大議論になりました。その研究者は中国の中でも批判を浴びて、科学界から追放された形になったと聞いています。

ゲノム編集技術は安全性が確立されているわけではありません。大きな倫理的問題があることから、受精卵にゲノム編集を行って人(デザイナーベイビー)を誕生させることは国際的に禁止されています。なお、基礎研究として人の受精卵を使ってゲノム編集の実験をすることは多くの国で許可されています。

ゲノム編集技術の開発が急速に進む時代になって、造血幹細胞遺伝子治療やCAR-T細胞療法への応用、そして体内で肝細胞や網膜細胞のゲノム編集を行う臨床研究がすでに始まっています。予想を超える勢いで驚くばかりです。ただしゲノム編集は狙ったところ(オンターゲット効果)だけでなく別のところに影響が出たり(オフターゲット変異)、さらに染色体レベルで大きな変化が出たりするリスクがあります。長期的に安全性を確認していく必要があります。

遺伝子治療の方法

前にも述べたように、遺伝子に傷があった場合、傷そのものを治すのは技術的に難しく、そのため傷はそのままにしておいて、正常な遺伝子を細胞のゲノムの別なところに入れる形で効果を出す方法が現実的なアプローチです。この方法を「遺伝子補充療法」(Gene replacement)と言います。

一方、「遺伝子付加療法」(Gene addition)という方法は、遺伝子に傷がなくても標的細胞に治療遺伝子を入れることで、細胞の機能を増強する、あるいは新しい機能を付与する遺伝子治療です。特に遺伝子に変異のない細胞に何らかの治療遺伝子を入れることで治療効果を出すわけですから、生理的にはあり得ないことを可能にする方法です。遺伝子付加はまったく新しい働きを細胞にさせることも可能で、まさに遺伝子治療ならではの戦略です(なお、遺伝子補充療法も含めて広く遺伝子付加療法という場合もあります)。

そして、いま研究が非常に活発になっているのが前述のゲノム編集です。遺伝子の傷を修復する、あるいは特定の遺伝子を破壊する方法です。狙った遺伝子を書き換えて治療するゲノム編集治療は、次世代の遺伝子治療と言えます。

遺伝子導入法としては、「体外法」と「体内法」の二つがあります。

体外法は、標的細胞を体の外に取り出して遺伝子導入をします。この場合は体から取り出しやすい細胞がターゲットになり、造血幹細胞やリンパ球が代表的なものです。体外で遺伝子導入をして、品質検査をしたり、遺伝子の入った細胞を選んだり増やしたりして再び患者さんの体内に戻す方法で、かなり煩雑です。

体内法の場合は、ベクターそれ自体を体の中に打ち込んで体内で遺伝子導入を起こさせます。AAVベクターが代表的ですが、目的以外の細胞にも遺伝子導入が起きてしまいますから、安全性などを厳密にチェックすることはできません。神経細胞や網膜細胞、肝細胞、筋細胞など、標的細胞を体の外に取り出すことが難しい場合は体内法で遺伝子治療を行うことになります。

歴史的な流れ

人に対する遺伝子治療の試みとしては、一九八〇年の「クライン事件」が有名です。サラセミアという重症貧血の遺伝性疾患に対して、米国のマーチン・クラインは正常の遺伝子をリン酸カルシウム共沈法で骨髄細胞に導入しようとしました。方法も無謀なものであり、正式な手続きを経ずして実施した人体実験ですから、当然ながら効果も出ず、批判の的となりました。

この事件を契機として、米国NIH（国立衛生研究所）は「ヒトの遺伝子治療に関するガイドライン」を整備し、遺伝子治療は正式な手続きを踏んで実施されるようになりました。

全世界における正式の遺伝子治療の臨床試験数（図1）から、歴史的な流れをみてみましょう。

一九八九年に始まった遺伝子標識（遺伝子マーキング）は、マーカー遺伝子を導入したT細胞（白

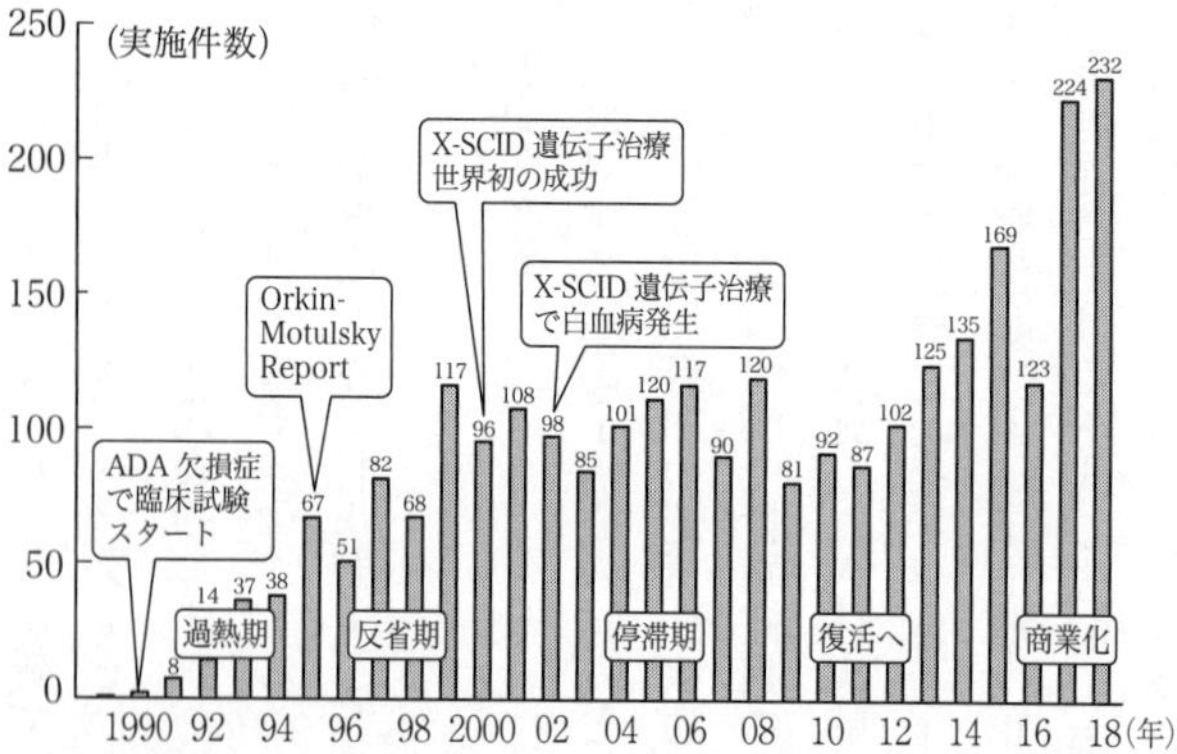

出典：*The Journal of Gene Medicine*, 2018 John Wiley and Sons Ltd (http://www.abedia.com/wiley/years.php) より作成.

図 1　遺伝子治療臨床試験の数(全世界 1989-2018 年)

血球の中のリンパ球と呼ばれる免疫担当細胞の一種で、末梢血リンパ球の七〇〜八〇%を占めています)を静脈注射して、体内での動態を調べた臨床研究です。治療のための遺伝子を入れたのではなくて、T細胞を体に戻した場合、きちんとがん病巣に到達するかを調べるためにマーカーとなる遺伝子を入れたのです。

そういう遺伝子標識研究を狙い通りに行うことができたことを背景として、ADA(アデノシンデアミナーゼ)欠損症に対して遺伝子治療の臨床試験が米国NIHで行われたのが一九九〇年です。ADAという酵素がないと、T細胞に毒性のある物質が溜まって傷害を受け、重症の免疫不全症となります。そこで造血幹細胞を標的とした遺伝子治療の開発研究が行われていましたが、当時はサルを用いた実験でうまくいっていなかったのです。そのため方針を変更して、遺伝子マーキングの応用編としてT細胞を標的とした遺伝子治療を行ったわけです。本当は一回勝負の造血幹細胞遺伝子治療を行いたかったのですが、T細胞でも繰り返し行えば、効果が出るかもしれないという発想の転換で始まりました。二人の少女でこの遺伝子治療が行われましたが、その後、二人は普通の生活を送ることができるようになったと報告されています。ただし、それまでの酵素補充療法も引き続き行われたため、遺伝子治療単独での効果とは言えません。北海道大学で行われた日本最初の遺伝子治療も、この方法です。

九〇年代前半は、がんを対象にしていろいろな臨床試験が行われました。がんですから取りあえずは安全性を見る研究で、有効性はその次という感じでした。このため進行がんが対象になることが多く、安全性に大きな問題はありませんでしたが、効果ははっきりとしませんでした。そのような過熱期が九〇年代前半の間、続きました。

しかし、効果があるかどうかわからずにそのまま進めていくのは問題であるとなって、"Orkin–Motulsky Report"（一九九五年）が出ました。米国ＮＩＨ所長の指示で、遺伝子治療についての考え方をまとめたものです。当時は技術面が未熟であり、本格的に遺伝子治療を進めるには基礎研究からしっかりやらなくてはいけないと指摘する冷静なレポートでした。

九〇年代後半は、反省期です。遺伝子治療の研究を一〇年近くもやっているのにうまくいかない状況が続いていましたが、ようやく二〇〇〇年に遺伝子治療単独ではっきりした効果が出てきました。フランスのアラン・フィッシャーが行ったX-SCIDに対する造血幹細胞遺伝子治療です。しかし先に述べたように、遺伝子治療を受けた男の子たちが二、三年で次々に白血病を発症してしまいました。まさに理論的に予想されていた副作用であったために、深刻な問題になりました。その結果、遺伝子治療全体の研究がトーンダウンし、停滞期に入ってしまいました。

またその一、二年前に「ゲルシンガー事件」という遺伝子治療で初の死亡事故もありました。OTC(オルニチントランスカルバミラーゼ)欠損症に対してアデノウイルスベクターで正常遺伝子を肝臓に入れる体内法ですが、戦略自体に問題があった方法です。この場合は、倫理的にもいろいろな問題があったことが指摘されています。

しばらく停滞期が続いて、二〇一〇年前後からは「復活へ」のステージです。粘り強く研究を続けている中から、臨床試験の成功例がぽつぽつと報告されるようになりました。X-SCIDへの造血幹細胞遺伝子治療でも、安全性を高める工夫がありました。そして最近は次々と遺伝子治療薬が承認されてきて、いよいよ商業化の時代に入ったと言えます。

遺伝子治療時代の到来

実際、どんな遺伝子治療が承認されたのか、主なものを紹介します。

体外法では、造血幹細胞とT細胞の二つが使われています。

例えば、二〇一六年にヨーロッパで承認されたストリムベリス(Strimvelis)があります。ADA欠損症に対する造血幹細胞遺伝子治療ですが、X-SCIDでの成功を受けてT細胞から本来の造血幹細胞に対象細胞を変更することになりました。

T細胞を用いる場合は、CD19抗原(体内のリンパ球の二〇〜四〇%を占めるB細胞に特異的な抗原)を標的としたCAR-T細胞療法の開発が急速に進んできました。二〇一七年に承認された急性リンパ芽球性白血病に対するノバルティス社のキムリア(Kymriah)が有名です。同年秋には悪性リンパ腫に対してギリアド・カイト社のイエスカルタ(Yescarta)が承認されました。二〇二一年にはブリストル・マイヤーズ スクイブ社のブレヤンジ(Breyanzi)がやはり悪性リンパ腫に対して承認されました。さらに、同年に承認されたアベクマ(Abecma)は多発性骨髄腫に対するCAR-T細胞療法で、BCMA(B-cell maturation antigen)を標的としたものです(BCMA(B細胞成熟抗原)は成熟したB細胞の表面抗原で、多発性骨髄腫細胞で高発現しています)。これらは米国で承認されたものですが、日本でも遅れて承認されています。

一方、体内法ではＡＡＶベクターがメインです。

グリベラ（Glybera）はリポタンパク質リパーゼ欠損症に対して、ＡＡＶベクターを筋肉注射する方法で、二〇一二年に承認されました。ただし効果がいま一つで、ほとんど使われず、二〇一七年に終了となりました。同年にはラクスターナ（Luxturna）という網膜ジストロフィーに対する治療法が米国で承認されました。これはＡＡＶベクターを網膜下に注射する方法です。

さらに、脊髄性筋萎縮症に対するＡＡＶベクター製剤のゾルゲンスマ（Zolgensma）は静脈注射すると中枢神経系に移行し、非常によく効きます。二歳までに行う治療法で、二〇一九年に米国で、二〇二〇年には日本でも承認されています。

このように、承認された遺伝子治療としては、造血幹細胞遺伝子治療、ＡＡＶベクター遺伝子治療、ＣＡＲ-Ｔ細胞療法が代表的です。それぞれについては、次に説明していきます。

さらに、いずれの場合もゲノム編集技術を応用した遺伝子治療法の開発が活発になってきています。ゲノム編集技術で代表的なのがCRISPR/Cas 9です。この方法は技術的に簡単で研究者自身で行うことができることから急速に広まりました。ありとあらゆる分野にゲノム編集技術が使われるようになり、このCRISPR/Cas 9の開発に対して二〇二〇年ノーベル化学賞が授与されました。

造血幹細胞遺伝子治療

造血幹細胞遺伝子治療は研究開発の歴史が長く、オーソドックスな遺伝子治療です。薬を使って造血幹細胞が末梢血に流れ出すようにしたうえで末梢血細胞を体外循環させて造血幹細胞を体外に取り出し、ガンマレトロウイルスベクターやレンチウイルスベクターを使って遺伝子を導入します。そして患者さんに静脈注射(点滴)で戻します。

しかし、X‐SCIDの遺伝子治療で白血病が発生したため、造血幹細胞遺伝子治療に限らず、しばらくの間、遺伝子治療全般がストップしたことは前述しました。何が起きたかというと、レトロウイルスベクターを使うとゲノムのあちらこちらにベクターの遺伝子が入るのですが、場所によっては、挿入変異によりがんにつながる遺伝子を活性化することがあります。このときは、LMO2という遺伝子のところへの挿入によって、それが活性化されたのです。

ただしワンステップで白血病が起こるわけではなくて、何かさらに別のゲノム変異(しばしば染色体異常が認められています)が加わって発症するのです(多段階発がん)。いずれにせよ正常の遺伝子が入ると機能を回復したT細胞がどんどん増え始めますから、このようなセカンダリーイベントも起こりやすくなり、実際に急性リンパ芽球性白血病が発症してしまいました。

その後、ベクターの遺伝子が標的細胞のゲノム上に挿入され、その近くの遺伝子を活性化することを防ぐ工夫として、ＳＩＮ(self-inactivating)化により安全性を高めたガンマレトロウイルスベクターが開発され、白血病の発生が抑えられるようになりました。

原発性免疫不全症のWiskott–Aldrich症候群も、当初はガンマレトロウイルスベクターを使って白血病が発生していましたが、ＳＩＮ化ガンマレトロウイルスベクター、さらにレンチウイルスベクター(やはりＳＩＮ化されています)を使うようになって白血病は発生しなくなっています。ＡＤＡ欠損症のストリムベリスの場合は順調でしたが、二〇二〇年に白血病が発生してしまいました。この疾患でも、今後はレンチウイルスベクターへ変更されていくと思います。

副腎白質ジストロフィーや異染性白質ジストロフィーのような中枢神経症状が出る疾患でも、レンチウイルスベクターを使った造血幹細胞遺伝子治療で効果が出て、後者の治療法は二〇二〇年暮れにヨーロッパで承認されました。さらに、前者も二二年に米国で承認されました。

このように現在は、安全性と有効性に優れたレンチウイルスベクターを用いるほうにシフトしています。

なお、より完璧に近い治療法として、遺伝子の傷そのものを修復するゲノム編集治療の研究が今後は進んで行くと思います。

ゲノム編集には、遺伝子を破壊する方法と遺伝子を修復する方法があります。DNAの二本鎖に切断を入れて再び連結すると、塩基が入ったり欠けたりして遺伝子が破壊されます。これは技術的には比較的簡単です。サラセミアや鎌状赤血球症（いずれも日本では稀）では、最近、このゲノム編集治療（ある遺伝子を破壊して治療効果を出す特殊な方法）がうまくいき始めています。

一方、傷のある遺伝子に二本鎖切断を入れて、そこに正常遺伝子を相同組み換えによりはめ込むことで遺伝子を修復することができます。この方法をHDR（Homology-directed repair）と呼びますが、こちらは大変ハードルが高い難しい技術です。鎌状赤血球症では、このような遺伝子の傷自体を治す究極的な造血幹細胞ゲノム編集治療の臨床試験に対して、米国FDA（食品医薬品局）からゴーサインが出されています。

AAVベクター遺伝子治療

AAV（アデノ随伴ウイルス）は、非常に小さな一本鎖のDNAウイルスです。重要なのは、病気を起こさない非病原性ウイルスであることです。地味なウイルスでしたが、遺伝子治療用のベクターに応用すると非病原性であることがメリット（安全性が高い）になって、急速に研究が進み始めました。

ＡＡＶベクターは、神経細胞や網膜細胞、筋細胞、肝臓の細胞などの非分裂細胞に効率よく遺伝子を導入できます。このような細胞では、一回導入すれば遺伝子の発現が年単位、たぶん一〇年以上と長期間にわたり続きます。

ＡＡＶには一〇〇種類以上の血清型があって、それぞれに特徴的な組織向性（トロピズム）があります。例えば直接筋肉に打ち込む遺伝子導入には1型がよく、血管内に投与して全身の筋肉に入るのを期待する場合は8型や9型となります。肝細胞に対しては、5型や8型が用いられます。神経系では、局所投与では2型が用いられ、静脈注射では血液脳関門透過性の9型が用いられます。網膜疾患では2型、あるいは5型が用いられます。さらに、トロピズム改善と特許対策のため、カプシド（ウイルスゲノムを包むタンパク質の殻）の改変も行われています。

図2は、ＡＡＶベクターを使った遺伝子治療の対象疾患とベクター投与経路のまとめです（臨床試験が行われた主なもの）。すべてが成功したわけではありませんが、脳内の局所に打ち込んだり、あるいは眼底へ投与したり、静脈に注射したり、筋肉注射をしたりと、いろいろな方法があります。

自治医科大学でも、パーキンソン病に対する臨床研究を行いました。一般的な治療薬であるL-ドーパをドーパミンに変換するAADCという酵素の遺伝子をAAVベクターに搭載して脳内の線条体という部位に打ち込んで、ドーパミンをつくらせます(パーキンソン病では黒質のドーパミン神経細胞の変性により、AADCが不足します)。この方法ではAADCの発現量を調節する必要がなく、L-ドーパの内服量を調節してドーパミンの産生量をコントロールできます。これにより、無動(体をスムーズに動かせない)、静止時振戦(震え)などのパーキンソン病特有の症状が軽減されました。このAADC発現AAVベクターを使うと、AADC欠損症という単一遺伝子病では有効性がさらに明瞭に認められました。

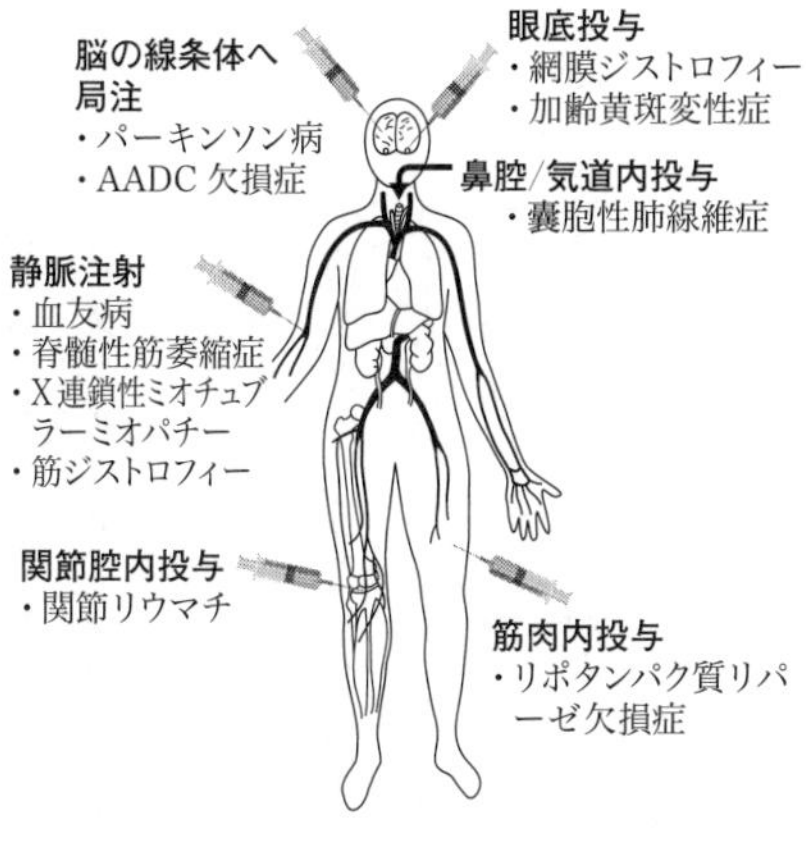

図2 AAV ベクターを用いた遺伝子治療(主な対象疾患とベクター投与経路)

凝固第IX因子が不足する血友病Bも、AAVベクターによる遺伝子治療の有効性が以前から期待されています。肝臓(凝固因子が生理的に作られる臓器)への遺伝子導入を狙ってAAVベクターの静脈注射が行われます。患者数は凝固第Ⅷ因子が不足する血友病Ａのほうが多いのですが、治療遺伝子のサイズがＡＡＶベクターに搭載するには大きく、技術的にやや難しいところがあります。

血友病Ｂは第Ⅸ因子の遺伝子が小さく、技術的に比較的簡単です。また、活性の高い変異型第Ⅸ因子の遺伝子を使うことが可能で、効果がクリアに出るようになり、二〇二二年に米国で承認されました（治療費は三五〇万ドルです）。また血友病Ａについても、やはり二〇二二年にヨーロッパで条件付き承認が得られています。

血友病では臨床開発に何年もかかっていますが、脊髄性筋萎縮症では二〇一九年に予想以上のスピードで、米国においてゾルゲンスマというＡＡＶベクター製剤が承認されました。血友病の場合と違い、脊髄性筋萎縮症では適切な治療法があまりない重篤な疾患である点も承認が急がれた理由だと思います。有効性も高く、日本でも二〇二〇年に承認されましたが、その治療費が一億七〇〇〇万円と高額である点も注目されました。

その他、長年の課題である筋ジストロフィーでも、臨床試験（静脈注射法）で効果が認められ始めています。

ＡＡＶベクター遺伝子治療の投与法には、先に述べたように局所投与と静脈注射があります。

静脈注射では莫大な量のＡＡＶベクターが必要で、その製造は大変です。また、静脈注射の場合は肝臓にベクターが集まりやすく、重篤な肝障害の副作用によってＸ連鎖性ミオチュブラーミオパチーでは死亡例も出て問題となっています。肝障害のメカニズムとしては、ＡＡＶのカプシドタンパク質由来のペプチドに対する細胞性免疫反応によるものと考えられており、ステロイドの投与が行われています。しかし、それでは不十分で死亡例も出ていることから、ベクターの投与量を減らす工夫が必要です。

その他、ＡＡＶに対する中和抗体が陽性の患者さんでは遺伝子導入そのものがブロックされるために効果を期待しにくくなります。そこで中和抗体対策の研究も進められています。ＡＡＶの中和抗体は年齢が上がるほど陽性率が高くなることが知られていて、小児期には大きな問題になるケースは少ないかもしれません。

一方、ＡＡＶベクターの局所投与は、神経疾患での線条体投与の場合や網膜疾患などが該当します。必要なベクター量が少なくて済み、また中和抗体陽性例でもその影響を受けずに遺伝子導入が可能です。

ＡＡＶベクターを使った遺伝子治療には、まだいくつかの課題があります。ＡＡＶベクターの製造法や精製法が確立されたわけではありません。またＡＡＶは小さなウイルスであるために、大きな遺伝子は搭載できません。特定の臓器や組織への遺伝子導入効率を高めるために、カプシドの改変もいろいろと試みられています。

CAR-T細胞療法

対象疾患別の遺伝子治療臨床試験の数をみると、過半数は、がんです(図3)。遺伝子治療が有効な遺伝性疾患(単一遺伝子病)はまだ少なく、稀な病気が多いことから患者数も限られます。それに対して、現代人の過半数が罹患すると言われるがんの遺伝子治療は大いに期待されているわけです。

しばらく前までは、がんの遺伝子治療で効果が認められるものはほとんどありませんでしたが、CAR(キメラ抗原受容体)-T細胞療法の登場により、状況は一変しました。

CARとは、細胞外の抗体由来の分子とTCR(T細胞受容体)の細胞内部分を融合させた分子で、CARを発現させたT細胞(CAR-T)は抗体部分で標的細胞を認識すると、活性化し増殖反応を示します。CAR-T細胞療法は、細胞傷害性T細胞が効率よくがん細胞を認識し、攻撃するようにしたものです。CAR-T細胞は、標的となるがん細胞を認識すると刺激を受けて体内で増殖し、しばらくの間、体内で働き続けるため、原則として一回投与です。一方、従来の抗体医薬の場合は、繰り返し投与が必要ですし、患者さん自身の免疫力が保たれている必要があります。

とりわけCD19抗原に対する抗体を使ったCAR-T細胞療法は、再発難治性の急性リンパ芽球性白血病や悪性リンパ腫といったB細胞性腫瘍に対して予想以上の治療効果が認められました。その他、多発性骨髄腫に対するBCMA-CAR-T細胞療法も有効性が示されています。

ただし、長期の治療成績に関してはまだ満足できるものではなく、様々な角度からCAR-T細胞療法の改良が試みられています。再発の理由としては、投与したCAR-T細胞が体内で長続きしないことが挙げられます。その問題点を克服する工夫もいろいろと検討されています。また、白血病細胞のCD19抗原が陰性化する現象（腫

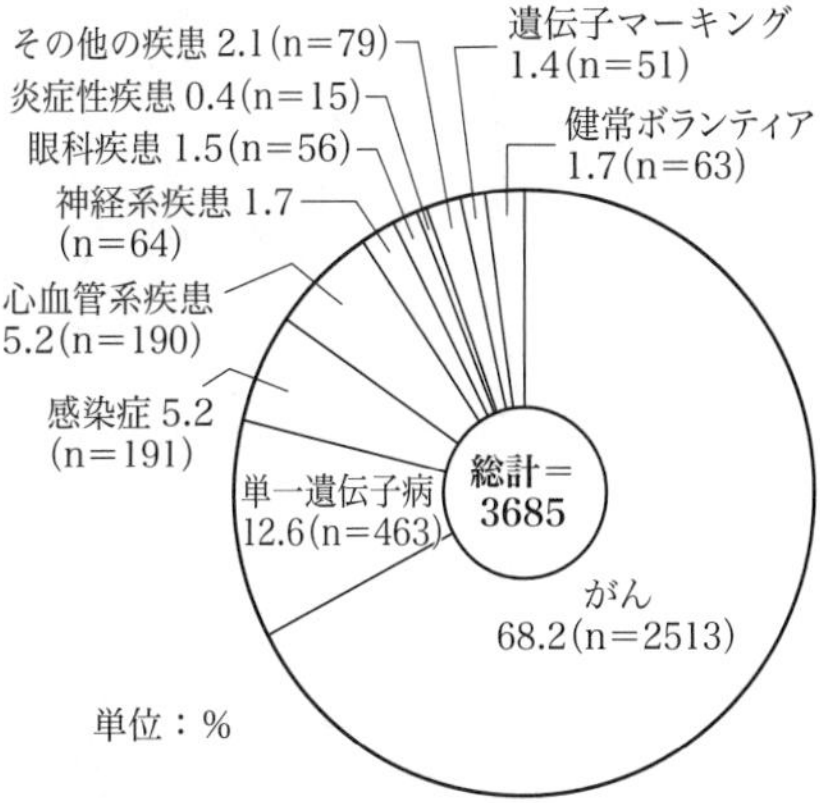

出典：*The Journal of Gene Medicine*, 2022 John Wiley and Sons Ltd (https://a873679.fmphost.com/fmi/webd/GTCT) より作成.

図3　対象疾患別の遺伝子治療臨床試験の数（全世界，2022 年）

瘍抗原エスケープ）も知られています。

現在のCAR-T細胞療法は患者自身のリンパ球を採取してCAR-T細胞を製造するのが一般的ですが、この方法では多くの患者さんを治療するのは大変です。そこで他家由来のCAR-T細胞をあらかじめ製造しておき、多くの患者さんを治療するユニバーサルCAR-T細胞の開発も進んでいます。この場合、CAR-T細胞が患者さんの臓器組織を移植免疫反応により攻撃しないように工夫し、また逆に拒絶されないようにしなければなりません。ところが、T細胞を大量に増やす基盤技術が確立されていませんので、このままではそれほど多くの患者さんの治療ができません。そこで、T細胞からいったんiPS細胞を作成し、そこにCAR遺伝子を導入するとともに、大量に増やし、そこから必要量のCAR-T細胞を製造するような戦略が考え出され、臨床試験が行われています。これは無限に増殖するiPS細胞の特徴を活かした方法です。

さて、固形がんの場合はCAR-T細胞療法が成功しているものはまだほとんどありません。固形がんの場合は治療にとって具合のよい標的分子（細胞表面）が簡単には見つからないこと、腫瘤を作っている場合はCAR-T細胞が内部まで侵入しにくいこと、特に間質系組織を多く含む固形がんではCAR-T細胞の侵入がブロックされやすいこと、さらにがんの微小環境は免疫抑制状態になっていることが知られており、がん免疫療法の効果が出にくいと考えられています。したがって、固形がんの場合は、CAR-T細胞療法単独では難しく、その他の治療法を組み合わせた複合療法を考えていく必要があります。

遺伝子改変T細胞療法には、CAR-T細胞療法の他に、TCR-T細胞療法というものがあります。細胞内の標的分子由来のペプチドを認識するTCRの遺伝子を見つけ、それをT細胞に導入してTCR-T細胞を作成する方法ですが、複雑ですので詳細は省略します。固形がんの場合は、このTCR-T細胞療法のほうが期待できるかもしれません。

今後の展望

遺伝子治療は、これまで有効な治療法がなかった疾患に対して、まったく新しい角度から治療法の開発が期待され、それも一回の治療で治せるのが大きなメリットです。アイデア次第では遺伝子操作技術によって生理的にはあり得ないことが可能となり、画期的な治療法を開発できるかもしれません。

反面、急速に発展している遺伝子操作の安全性は確立されていません。例えば、がんの発生などを長年フォローアップしていく必要があります。また高額な医療になるため、医療経済学的な視点も不可欠です。

遺伝子治療における日本の現状は、欧米諸国に比べて大きく立ち遅れています。しばらく停滞していた遺伝子治療がここ数年、これほど急速に進むとは予想できず、国レベルの対応策が後手になってしまいました。欧米ではCAR-T細胞療法やAAVベクター遺伝子治療を中心に商業化が急速に進んでおり、日本は大きく取り残されている状況です。今後、遺伝子治療を完全に欧米に依存していくと、現状でも問題となっている医薬品の輸入超過にますます拍車がかかってしまいます。ようやく二〇二一年、国の事業である「第2期健康・医療戦略」の中で「再生・細胞医療・遺伝子治療プロジェクト」として、遺伝子治療についても本格的に取り組まれるようになりました。遺伝子治療関係の人材不足が深刻となっていますから、若手研究者を育てるところから始めなくてはなりません。

遺伝子治療は代表的な先端医療です。この分野ではアカデミアの人が十分貢献できます。発想次第で画期的な治療法の開発も可能な非常に魅力的な領域です。若手研究者の意欲的な取り組みを期待します。

II　未解決の健康課題

未来のがん医療

宮園浩平

みやぞの・こうへい　1981年東京大学医学部卒業．医学博士．東京大学医学部附属病院勤務を経て，90年スウェーデンのウプサラ大学ルードビッヒ癌研究所に研究員，主任研究員として勤務．95年癌研究会癌研究所生化学部長，2000年東京大学大学院医学系研究科教授．11年東京大学大学院医学系研究科長・医学部長，19年東京大学理事・副学長を歴任．21年東京大学卓越教授，22年理化学研究所理事．
2000年高松宮妃癌研究基金学術賞，2008年武田医学賞，2009年紫綬褒章，2011年日本学士院賞．

がん治療の進歩

一八九〇年から一九五〇年ぐらいまで、つまり明治の時代から太平洋戦争が終わるころまで日本人の平均寿命(出生時の平均余命)は四〇代から五〇歳という状況でした。その後、急に日本人の寿命が延びていきます。

この時期は二年ごとに一年延びるという時代でした。その背景には感染症の克服、衛生状態の改善、生活レベルの向上、生活習慣の改善、職場の安全管理などがあります。なかでも重要なことは、がん治療の進歩によりがんが克服されつつあることです。その結果、二〇二一年では、男性は八一・四七歳、女性は八七・五七歳となっています。

がんは遺伝子の病気

日本のがん研究のパイオニアが、山極勝三郎先生です。一九〇〇年代初めの東京大学医学部病理学教室教授でした。山極先生は三カ月から六カ月間、ウサギの耳にコールタールを毎日塗り続けることによって、皮膚がんを人工的に作ることに成功しました。標本は今でも東大医学部二号館の標本室に保管されています。またこの業績で一九二六年にノーベル賞候補になった記録が残っています。山極先生はその後もノーベル賞候補になりましたが、一九三〇年に亡くなられました。

受賞は逃しましたが、大正から昭和にかけて、がんの本態解明という重要な問題に対して、日本でノーベル賞級の研究がなされていたわけです。その後、コールタールに入った発がん物質によって遺伝子（DNA）が傷つくことが、がんの原因と明らかになりました。がんは遺伝子の病気です。遺伝子に傷がつくと、がんになる。山極先生は、がんの本態解明のきっかけを作られたことになります。

がんは"cancer"といいますが、「カニ」という意味もあります。紀元前四〇〇年から三〇〇年頃にヒポクラテスが、がんの標本を見てカニが脚を伸ばしているような形から、がんを cancer と呼ぶようになったようです。

がんの原因

物理的原因、化学的原因、そしてある種のウイルスや細菌などの感染が、がんの原因と言われています。物理的原因とは放射線や紫外線を大量に浴びた場合。化学的原因は発がん物質、

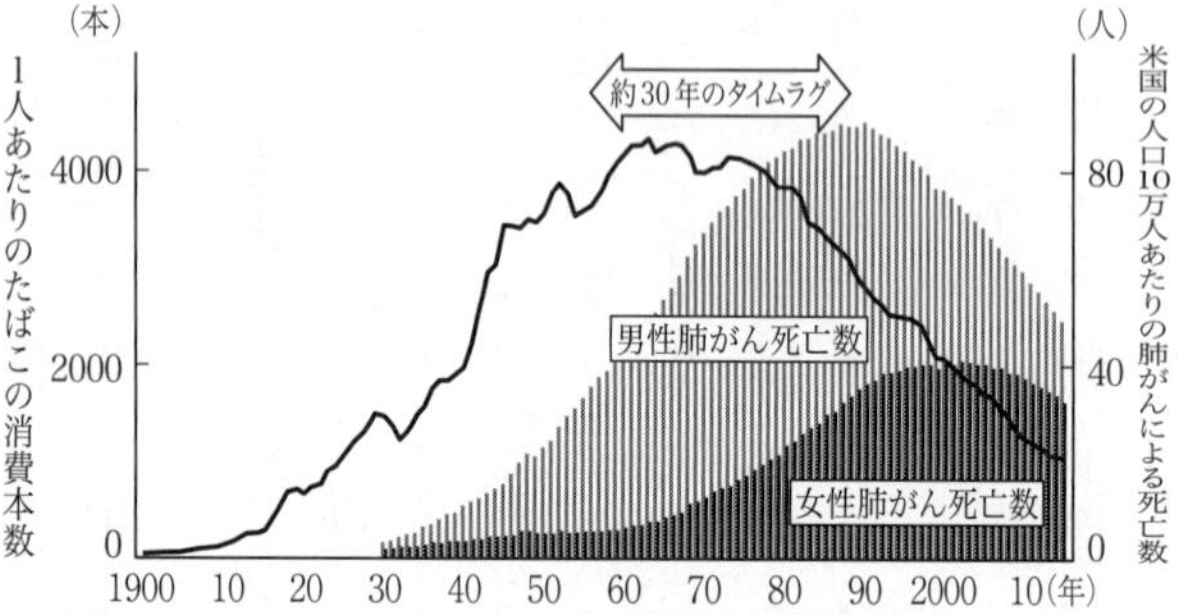

出典：Soerjomataram, I. and Bray, F., THE BURDEN, 11 Lung Cancer, *The Cancer Atlas 3rd Edition*, The American Cancer Society, Inc., 2019, Fig. 11. 2 より作成.

図 1　たばこと肺がんの関係

例えば喫煙で肺がんになります。たばこに含まれる発がん物質によるものです。ウイルスや細菌感染では胃がんを起こすピロリ菌が有名です。しかし、残念ながら、多くのがんは、いまだ原因不明です。では、どうしてがんの原因は多岐にわたり複雑なのでしょうか。

がんは一つの原因でなるのではなく、発症までの時間も長くかかります。

図1をご覧ください。第一次世界大戦後の一九二〇年ぐらいから、世界でのたばこの消費本数が上がっていきます。それから三〇年ぐらい遅れて男性の肺がん死亡数が上がり、女性の肺がん死亡数はさらに遅れて上がっています。肺がん死亡の多くが喫煙によると考えると、たばこの消費増加から三〇年ぐらい経ってがんが増えてきています。そのため、がんとたばこの関係がなかなかわかりませんでした。またすべての喫煙者ががんになるわ

けではないことも、わからなかった理由の一つだったと思います。

がんを起こすウイルス

次の五つのウイルスが、がんを起こすウイルスとして代表的です。ヒトパピローマウイルスは子宮頸がん。ＥＢウイルスはバーキットリンパ腫、鼻や喉のがん、胃がんなど。肝炎を起こすウイルスにはＢ型肝炎ウイルスとＣ型肝炎ウイルスがあり、この二つが長い経過で肝臓がんを起こします。そしてＨＴＬＶ-１(human T cell leukemia virus)は、成人Ｔ細胞性白血病を起こすことが知られています。これ以外のウイルス、例えばインフルエンザウイルスなどは、がんを起こすわけではありません。

では、Ｃ型肝炎ウイルスはどのようにして長い時間をかけて、肝臓がんを起こすのでしょう。Ｃ型肝炎に感染すると、急性肝炎になる場合もありますが、顕著な肝炎を起こさない場合もあります。その中で八割以上が慢性的な肝炎を起こすようになります。肝炎が起きては治まることを繰り返しながら、やがて回復する方もいる反面、何割かの人が二〇年ぐらいして肝硬変になります。肝硬変になると、しばらくして肝臓がんができてきます。感染から肝臓がんになるまで、三五年ほどかかります。

例えば輸血した血液にC型肝炎ウイルスが含まれていると、やがて肝臓がんになる危険があります。このため、C型肝炎ウイルスが発見されて以来、このようなウイルスを含んだ血液は事前に検査して輸血に使わなくなりました。最近は、C型肝炎の治療薬でがんになることを抑えることができる時代になりました。

がんはどう広がっていくか

最初にがん細胞は増殖を続けて、局所に大きなかたまり(腫瘍《しゅりゅう》)を作ります。次にがん細胞が周囲に食い込んで増えていきます(浸潤《しんじゅん》)。カニの胴体に腫瘍ができて、そこから脚が伸びるように周囲に浸潤していくような広がり方と言えます。このため胴体部分を切除しただけでは不十分で、浸潤している脚部分も含めて大きく手術で取らなければなりません。脚が残ってしまうと、そこから再発して全身に転移していきます。さらには体中にがん細胞が広がると、体内の栄養が奪われて全身が衰弱し、悪液質という状態になります。

すなわち腫瘍から始まり、次に浸潤して転移し、最終的には悪液質を起こすようになる。これが悪性のがんが進行する大きな特徴で、治療が難しいところです。

がんはどこに起こるか

がんの九〇%は、上皮から生じます。白血病などの例外も多くありますが、多くのがんは上皮細胞から起こります。私たちの体は、多くの管からできていることがポイントです。食べ物を口に入れると、喉から食道、胃、十二指腸、小腸、大腸、肛門へと進み、便になって出ていきます。膵臓、肝臓には管があって十二指腸につながっており、腎臓も膀胱につながる管で満たされています。呼吸器も喉から肺・気管支まで、すべて管でできています。皮膚へつながる管もあります。これら管の中は体の外側とつながっていますので、実は体の外側ということになります。そして、管の表面と体の内側のしきりとなっているのが上皮細胞です。

例えば大腸です。大腸にはたくさんのくぼみ（陰窩《いんか》）があります。くぼみ状にして表面積を増やすことで、水分やミネラルを効率よく吸収するよう機能しています。万一ここから体の内側や外側の物質が漏れては困るので、上皮細胞はピタリと一列に並んでいます。外側と内側のしきりとして隙間のないよう規則正しく作られています。そして上皮細胞は基底膜《きていまく》と呼ばれるカーペットのような膜に整然と並んでいます。

くぼみの新陳代謝は一番下のほうにある幹細胞（stem cell）が分裂を繰り返し、くぼみの上の方に押し上げられていき、やがて細胞が死んで、ポロンと落ちて、新旧の上皮細胞が入れ代わっています。細胞が分裂するときに新たにＤＮＡが作られるのですが（ＤＮＡの複製）、そのさいにいろいろな刺激でＤＮＡに傷がつき、これが積み重なるとがんが生じてくるわけです。

乳房も、たくさんの管からできています。乳腺の先にある「小葉」と呼ばれる葡萄状《ぶどうじょう》の房も内側は上皮細胞が並んでいて、乳がんはこの辺りからできてきます。

細胞の中には核があり、ＤＮＡが遺伝情報を担っています。上皮細胞は、きれいに一列に並んでいることが多く、もし遺伝子異常があっても、少し細胞が増殖しやすくなるなどの異常が起こったりしますが、それだけでは多くの場合はがんになりません。しかし、遺伝子異常が積み重なると、強く増殖して良性腫瘍（アデノーマ）を作ります。さらにいろいろな遺伝子異常が積み重なると基底膜を破って、細胞は浸潤していくようになります。このように遺伝子に傷がついたことをきっかけに、細胞が無秩序に増えるのが、がんの本態です。

たばこ、化学物質の刺激、放射線の刺激、過度の紫外線などが核の中の遺伝子に傷をつけます。こうした遺伝子の傷は、分裂していくうちに次の細胞、次の細胞へと伝わっていく。こうして人生何十年も生きていくうちに、いろいろな傷が積み重なって、やがてがんの危険性が出てくるわけです。

上皮細胞は、きれいに丸く敷石状に詰まっていることが多いですが、がんになると紡錘形になって、細胞と細胞の間がゆるむような形になっていくことが特徴です。

図2は大腸がんの例で、左から右にがんが進行していく状況を示しています。正常の上皮に何らかの遺伝子異常があっても、多くの場合それだけではがんにならない。やがて腫瘤(良性腫瘍)を作り、それに遺伝子の異常が付け加わると、大腸がんに進みます。

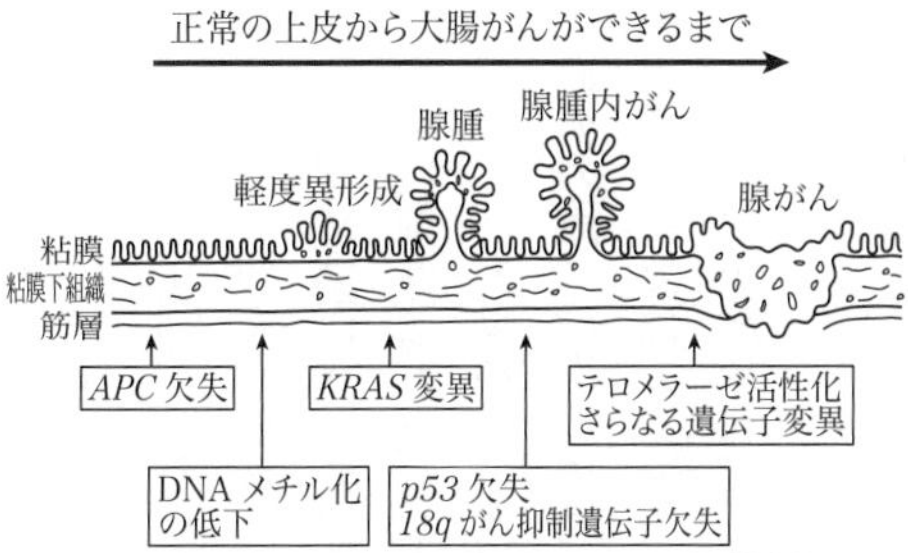

注：*APC*：大腸がん細胞の増殖を抑えるがん抑制遺伝子．
KRAS：がん遺伝子．*p 53*：代表的ながん抑制遺伝子．
出典：「ロビンス基礎病理学」に掲載の図 15-36 を宮澤恵二氏が翻訳(『カラー図解　人体の細胞生物学』(日本医事新報社)に掲載)．

図2　大腸がんの多段階発がん説

繰り返しますが、がんは発生した部位でカニの脚のように浸潤していきます。局所浸潤です。それがリンパ節を通ってリンパ行性の転移をしたり、血管から血行性の転移をしたりします。大腸がんは浸潤して大腸の外側の表面からお腹の中に広がることがありますし、肺がんでは肺の表面から内側(胸腔)にがん細胞がばらまかれることがあります。これを「播種《はしゅ》」と言い、がんの転移とほぼ似たような現象で、がんがかなり進行した状態と考えられます。

どこに転移するか

転移に関しては、二つの重要な古典的概念があります。これはステファン・パジェットというイギリスの研究者が一九世紀の後半に提唱した説です。一つは血流動態説(hemodynamic theory)で、がんは血液の流れに沿って細い血管にたどりつくと、そこで詰まるという説。もう一つは環境適応説(seed and soil theory)です。これは種と畑の関係で、種(がん細胞)は自分が育ちやすい畑(環境)で育つという説です。

進行した大腸がんの患者さんでは、四割ぐらいで肝臓に転移が見られます。これはがん細胞が血流の流れに沿って動くことが大きな原因と言われています。進行した前立腺がんや乳がんの患者さんでは、三分の二で骨に転移します。これはがん細胞が血液に入って転移するのですが、前立腺がんや乳がんの細胞にとって骨が転移巣を作りやすい環境にあることが原因となっています。

血流動態説についてみてみましょう。乳腺にがんができたとします。がん細胞は血液の流れに乗って心臓を通って肺に来ます。乳がんにとって最初に届く一番細い血管が肺なので肺に転移しやすい。そのあと全身に流れて、いろいろなところに転移していきます。

大腸がんや膵臓がん細胞は、いったん門脈という血管に入って肝臓に行きます。最初に出会う細い血管があるのは肝臓ですから、肝臓に転移巣を作りやすい。そのあと心臓を通って肺に行きます。次の細い血管は肺です。そして全身に広がっていきます。このように大腸がんや膵臓がんは、肝臓に最初に転移し、次に肺転移、そしてそのほかの臓器に広がっていくと、血液の流れから説明できるわけです。

乳がんや前立腺がん細胞は、最初にたどりつく細い血管があるのは肺ですが、それ以外に肝臓や脳にも、やがて転移していきます。そして、先にも述べたように骨への転移も多いのが乳がん、前立腺がんの特徴です。これがまさに種と畑の関係で、前立腺がん、乳がん細胞にとっては骨が非常に住み心地のよい場所と考えられています。すなわちがんが転移しやすい臓器は、がんの種類によって異なるわけです。

どうして骨への転移が起こるか

がんが骨に転移すると骨がもろくなって、レントゲンを撮ると透けたように見えます。逆に骨ができて、固くなったような形が見える場合もあります。乳がんが骨に転移すると、骨がもろくなることが多いのですが、前立腺がんの骨への転移は、しばしば背骨が固くなって、骨の中に骨ができてくる像を呈するのが特徴です。

骨の中には骨を作る細胞があります。骨は一見、家の柱のように動かない固いものに見えますが、必要なときは骨を作る骨芽《こつが》細胞が骨を壊す破骨《はこつ》細胞に働いて、骨を削っては作り、削っては作ることをしています。

骨芽細胞が破骨細胞を刺激すると、破骨細胞が骨を削っていきます。骨の中にはいろいろな活性物質（カルシウムや増殖因子）が入っており、こうした骨から出てきた活性物質が乳がん細胞を刺激します。刺激された乳がん細胞は、またいろいろな活性物質を出して骨芽細胞を刺激します。こういった悪循環が起こり、骨に転移が作られるとみられています。ですから、乳がん細胞を殺すような薬ももちろん重要ですが、がん細胞に直接作用するのではなく、がん細胞を取り巻く環境に作用して、この悪循環を切ってやる治療法が二一世紀になって登場したことも、がんの治療のうえでの大きな変化です。

ゲノム医療の登場

従来は外科手術でがんの切除を最優先し、取れなかった場合には放射線治療、化学療法（抗がん剤治療）を加える治療法が標準でした。この原則はいまも変わっていませんが、ここに二つの大きな治療法が加わってきました。ゲノム医療と免疫チェックポイント療法です。

ゲノム医療は二一世紀に入って、本格的に治療に使われるようになりました。ゲノム医療では、がん細胞の遺伝子(DNA)のどこに傷がついているかを調べ、その傷で起きた変化を薬で抑えることでがんを治します。傷がついたことで性質が変わった分子(タンパク質)を標的とするので「分子標的治療」とも言います。

上皮細胞が増えていく際、増殖因子というタンパク質が細胞のもつ受容体に結合します。細胞内に増殖因子のシグナルが入っていくことで、車でたとえるとアクセルが踏まれるわけです。増殖因子の代表に上皮増殖因子EGF(Epidermal Growth Factor)があります。その受容体は上皮増殖因子受容体EGFR(EGF Receptor)と呼ばれています。EGFRを作る遺伝子は、肺がんでしばしば異常が見られることで知られています。

増殖因子の信号伝達とがん

何かのきっかけでEGFRの遺伝子に傷がつきます。そうなると作られる受容体の構造が一部変わってしまい、EGFがなくても勝手に信号を伝えるような受容体が作られます。車で言うとアクセルが踏みっぱなしになってしまったような状態です。

もう一つは、細胞の中でシグナルを伝えるタンパク質(シグナル分子)を作る遺伝子に傷がつく場合です。これにより、勝手に信号を伝えるシグナル分子が作られます。そうすると増殖因子や受容体とは関係なく、シグナル分子が勝手に信号を伝えるようになります。車ではペダルを一回踏んだらそのまま戻ってこない。ずっとシグナルが強く伝えられる状況に陥るわけです。この代表がＲＡＳというタンパク質です。ＲＡＳには似たようなタンパク質が三種類ありますが、その中ではＫＲＡＳが多くのがんと関係しています。

上皮増殖因子受容体ＥＧＦＲ

肺がんは何種類かにわけられますが、三分の二ぐらいは肺腺がんに分類されます。二一世紀になって薬としてGefitinib（商品名イレッサ）が開発されました。

イレッサが登場したころは、一部の肺がんの患者さんで、胸水がたまって苦しい状態でも、イレッサを内服すると胸水がひいて、がんが治まったという話を聞きました。こうした患者さんでも、残念ながらやがて再発することが多かったのですが、それでも長ければ一年、二年と寛解状態が見られ、たいへん注目されました。

どういう患者さんにイレッサは効くのでしょうか。当初は手探りの状態でしたが、肺がん細胞でＥＧＦＲが細胞が増える信号を伝えるにあたって、ＥＧＦＲの遺伝子に傷がついて変異がある場合にイレッサが有効なことがやがてわかりました。

少し難しい話になりますが、ある種のタンパク質は細胞を増殖させるための酵素活性を持っていて、キナーゼ(kinase)と呼んでいます。このキナーゼを作る部分の遺伝子に変異が起こると、増殖の信号が過剰に伝わるために肺がんが進行していきます。このような患者さんがイレッサを内服すると、EGFRの機能が抑えられます。従来の抗がん剤では一年ぐらいのうちにほとんどの方が亡くなっていたのですが、検査でEGFR変異が見つかった場合、イレッサを用いることで一～三年元気に過ごすことができるようになりました。

まさに分子の異常を見つけて、これを標的として治療することから先に述べた「分子標的治療」、あるいは遺伝子の変異を調べて治療することから「ゲノム医療」と呼ばれるわけです。

ちなみにEGFRの変異は、東洋人(アジア人)で、比較的若い女性、たばこを吸わない人、そして肺腺がんの方に多くみられます。イレッサが開発された当初は、どういう人に効くかがよくわかりませんでしたが、しだいにEGFRの変異がある場合によく効くことがわかりました。いま肺腺がんはEGFRの変異があれば、イレッサのような分子標的治療薬を使う時代になっています。

遺伝子の情報を含んでいる染色体で、何かのきっかけで遺伝子の一部が切れて他の部位にく

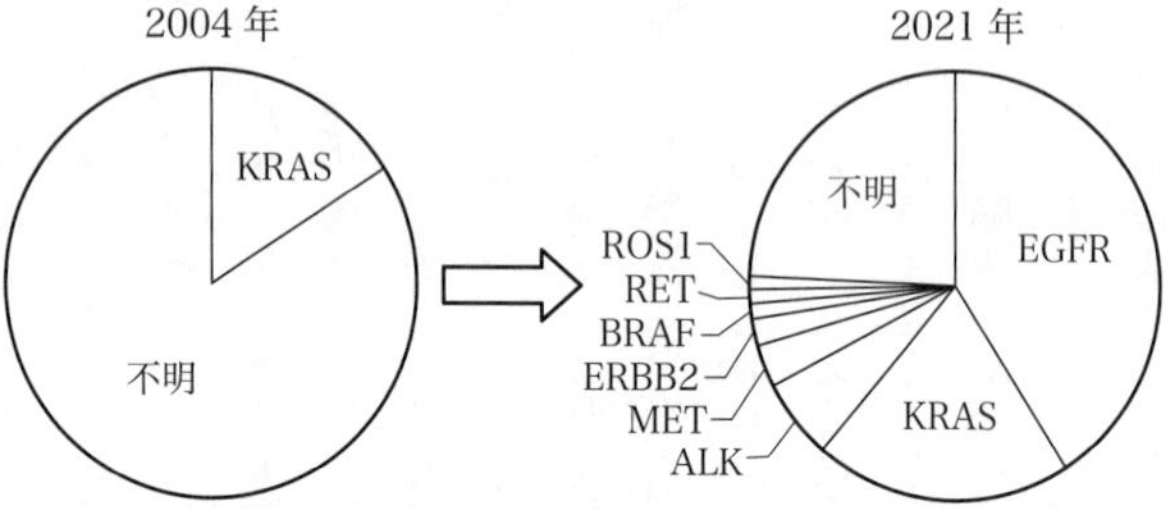

出典：間野博行氏作成・提供.

図3　肺腺がんでみられる増殖因子受容体やシグナル分子の異常の頻度

つつく（遺伝子の転座《てんざ》）ことで起きる肺腺がんがあります。これまで遺伝子の転座による悪性腫瘍は小児がんや白血病、肉腫で多く見つかっていましたが、成人の上皮性腫瘍では知られていませんでした。二〇〇七年になって、現在国立がん研究センターの間野博行先生が、転座によってできる「融合型遺伝子」を肺腺がんで見つけました。そしてこの融合型遺伝子でできてくるタンパク質の中に含まれるＡＬＫというタンパク質に、強い増殖活性が出ることがわかりました。こうした場合もＡＬＫの機能を抑えれば劇的な効果がみられることがわかり、ＡＬＫを標的とした肺がんの分子標的治療は現在は世界中で行われるようになっています。

二〇〇四年までは肺腺がんのうち、ＫＲＡＳの異常が十数％に見られるものの、あとはどの遺伝子の異常が起こっているか不明でした。それが二〇二一年には、四分の三の肺腺がんで遺伝子異常が判明するようになりました。なかでもＥＧ

FRの異常が多く、とりわけ日本人に目立っています。このほか、KRAS、ALKなど、現在ではいろいろな遺伝子の異常が見つかっています(図3)。

いまは肺腺がんは、こういった遺伝子異常を見つけて、それに対応する薬を使う時代になっています。KRASに対する薬はまだ臨床で使われるには至っていませんが、もしKRASに対する薬が見つかれば、肺腺がんの四分の三は適切な治療を行えます。これまで有効な治療が乏しかった肺腺がんですが、遺伝子解析で最適な治療法を選ぶゲノム医療の到来が実感されます。

ゲノム医療体制の確立

東大医学部附属病院では次世代シークエンサー検査室が設営されて、迅速に遺伝子の配列を読めるようになりました。最近になって一度に多くのがん関連遺伝子の異常を検査するものとしてがん遺伝子パネルが登場し、国立がん研究センターをはじめ、日本中に広まっています。がん遺伝子パネルでは、がんに関連する遺伝子の変化を調べ、どの変異があるか、遺伝子の量が増えていないかなどを一回の検査で測定します。

例えば東大病院で手術をすると病理標本をとり、同時に血液の検査をします。この標本と血液を次世代シークエンサーを用いて検査し、さらにAI、知識データベースで解析した結果がエキスパートパネルに送られます。エキスパートパネルとは、受け持ちの医師、ゲノム解析をしたバイオインフォマティシャン、病理医らが集まって得られた結果を評価するところです。その結果を電子カルテに搭載して、受け持ち医に臨床現場で役立ててもらいます。ゲノムの検査では予期しない遺伝子異常が見つかることもあり、倫理的な支援を行う遺伝カウンセラーの協力も欠かせません。

現在、臨床では米国製の遺伝子パネルや国立がん研究センターの遺伝子パネルが使われています。東大では、東大オンコパネル(TOPパネル)を作りました。多くの遺伝子パネルはDNAの検査で異常を見るのですが、東大の場合はDNAの検査に加えてRNA検査で、六〇〇もの遺伝子の検査ができます。

例えば肺がんの患者さんで検査した結果は、五つのカテゴリーにわけて報告をします。カテゴリー1番は「あなたの遺伝子の異常に対してはすでに薬があります」という場合。2番は、「国内で治験が行われている、あるいはFDA(米食品医薬品局)の承認薬があります」というもの。通常の診療ではまだ使われていないものの有望な薬がある場合です。3番、4番、5番は「データベースにあるが、その意義はまだよくわからない」、「論文の報告はあるが、その意義はまだわからない」、「意義はわからないものの、データベースに頻度が高く見つかる」と分類されます。これを見ると未承認薬、治験薬も含め三分の一ぐらいの患者さんに有効性が期待される薬が見つかることになります。

免疫チェックポイント療法

新たな第五のがん治療法が、免疫チェックポイント療法です。米国のジミー・カーター元大統領は悪性黒色腫という皮膚がんになり、すでに肝臓や脳にも転移して、余命いくばくもない状態でした。そのときに免疫チェックポイント療法を試みたところ、完全にがんが消え、画期的な効果があったと報道されました。

がん細胞は表面に特徴的な標識が出ます。一方、免疫細胞はこれを見つけて、がん細胞を殺すタンパク質を作って排除します。このようにがん細胞ができても、必ずしもがんになるわけではありません。しかし、がんは極めて狡猾で、免疫力による排除から逃れようとします。がん細胞がPD-L1などのタンパク質を作ると、免疫細胞の持つPD-1にくっつくことで免疫細胞の働きを阻止するようになってしまいます。免疫チェックポイント療法はPD-1やPD-L1の働きを抑える薬です。これを見つけた本庶佑先生は、臨床に使えるようにした功績で、二〇一八年にノーベル生理学・医学賞を受賞しました。

前述した分子標的治療は、少なくとも一年ぐらいの延命効果がありますが、やがて耐性になってしまいます。ただ、最近では耐性ができたがんでも別の分子標的治療薬で、うまく治療ができるようになってきました。

一方で、免疫チェックポイント療法の場合は、二割ぐらいの患者さんは完全に治っています。ただ、誰が治るか、誰が治らないのかがなかなかわからない点が、免疫チェックポイント療法の難しいところです。カーター元大統領は完治した幸運な例です。

それなら分子標的治療など他の治療法を組み合わせて、免疫チェックポイント療法が効果のある症例を増やそうということが考えられています。組み合わせる治療法を探索することで、さらに優れた治療法が生まれるのではないかと期待されています。

いったん遺伝子に傷がつくと、もう治らないのか、とよく聞かれます。実は私たちの体内には遺伝子の傷を治す働きがあります。その代表がp53というタンパク質です。p53は遺伝子の傷を見つけると、細胞の増殖を止める働きをし、傷を治す働きもします。しかし、もし非常に激しい傷がついて治せないなら、細胞を死なせてしまう遺伝子を活性化させて細胞を死にいたらせます。車が故障したら、いったん車を停めて修理を行い、また走り始めることができます。

ところが故障がひどく、修理ができない場合は廃車にするような働きがp53にはあるわけです。遺伝子に傷がたくさんついているからと、必ずしも悲観することはありません。

β型トランスフォーミング増殖因子(TGF-β)

私が研究しているβ型トランスフォーミング増殖因子(TGF-β)は、羽を広げた蝶のような格好をしています。トランスフォーマーというアニメを知っている人もいるでしょう。トランスフォーミングとは、形を変えさせてしまうことです。TGFにはαとβがありますが、βのほうが注目されています。私は三〇年以上も、TGF-βの研究を続けています。

体内の臓器ができていくとき、上皮細胞が形を変えて間葉系《かんようけい》細胞と呼ばれる細胞になることがあります。いったん間葉系細胞になっても、また上皮細胞に戻っていくこともしばしばです。この現象は上皮間葉移行(EMT)と呼ばれ、私たちの体が作られていく過程ではこのEMTが繰り返し起こります。

がんではしばしばEMTが起こり、その結果がん細胞がどんどん浸潤するようになります。上皮細胞にTGF-βを加えると、EMTが起きて紡錘形の細胞になっていきます。TGF-βは、こうした作用を通してがんの転移と密接に関係しているわけです。

乳がんの細胞をマウスに移植して腫瘍を作り、いろいろな遺伝子を組み込んだウイルスで遺伝子治療を行ってみました。この時、Smad7というタンパク質を作る遺伝子を使って遺伝子治療をすると、肝臓への転移がほとんど見られませんでした。Smad7はTGF-βの作用を抑えるタンパク質です。乳がん細胞でTGF-βの働きを抑えたことで、がんの転移を抑えることができたとわかりました。

TGF-βは実は複雑な作用を持ったタンパク質です。正常の細胞ではTGF-βが細胞増殖をさせない働きを持っていて、がんを抑える働きがあると考えられていました。ところが悪性度の高いがんではTGF-βが、がんをどんどん進展させるのです。どうして、あるときはがんを抑制し、あるときはがんの進展を促進するのでしょう。実は先に述べたRASというタンパク質がシグナルを出すと、細胞の中の環境が変わって、TGF-βはがんの抑制から促進する働きに変わってしまうことがわかりました。TGF-βにはRASと協調して作用する働きがあるようです。

将来、TGF-βの作用を抑制する薬ができれば、がんの浸潤や転移を抑え、進行がんの治療に役立てられるようになると期待されています。多くの新しいがん治療法が登場し、がんの治療法も大きく変わってきました。転移があってもあきらめずに治療する時代となってきました。近い将来、がんは慢性の病気になっていくことでしょう。

最後に、私がこの道を選んだ理由を話しましょう。私は医学部を卒業してしばらく臨床を経験した後、研究者を志しました。ちょうど私が大学を卒業するころ、がんの死亡が脳血管疾患を超えて日本人の死因の第一位になったこともあり、がん研究に興味を持ちました。臨床では白血病など、たくさんの患者さんを診ました。私が医者になったころはがんの告知の是非が議論されていて、多くのがんが不治の病と恐れられていた時代です。抗がん剤で一時的によくなりますが、また悪くなってしまう。何人もの患者さんを前に、いい薬をつくれるようにしたいと心より思いました。当時を振り返ると現在のがん治療は隔世の感があります。

研究者としてみても、がん研究は本当に興味深いです。正常な生命現象は複雑で興味深いのですが、それが乱れた状態のがんと比較すると、正常な細胞で起こっていることがよく理解できます。私がTGF-βに出会ったのが一九八六年、ちょうど三〇歳のときでした。「ずっとTGF-βばかり。よく三〇年もやっているね」と言われますが、不思議なタンパク質で興味が尽きません。だから、今も続いています。研究室の大学院生たちにも話すのですが、そういうのを見つけられたら研究者は幸せです。

新興・再興感染症の脅威とその解決に向けて

進藤奈邦子

しんどう・なほこ　1990年東京慈恵会医科大学卒業．92年同大内科入局，98年国立感染症研究所リサーチレジデント，2000年同症情報センター主任研究官．02年厚生労働省よりWHOに技術派遣，05年よりWHO職員．15年WHO調整官，16年WHO管理調整官，18年1月よりWHO感染症危機管理シニアアドバイザー，21年感染症戦略ユニット長兼任．医学博士．2014年ロレアル-ユネスコ女性科学者日本奨励賞-特別賞受賞，18年英国王立内科医協会フェロー，19年イタリア国立スパランツァーニ研究所科学の母賞受賞．

WHO（世界保健機関）は国連の健康に関する専門機関として、地球上のすべての人々が、それぞれ到達できうる最高の健康を享受できることをめざして活動しています。

今回の新型コロナウイルス（COVID-19）によるパンデミックでは、この感染症による健康被害を最小限に抑えることができるように、現状分析（各国の累計の感染者数、直近一週間で最も健康被害が出ているのはどこの国か、そして、ワクチンの接種状況、といった情報が一目でわかる「COVID-19ダッシュボード。二〇二一年一二月〔https://covid19.who.int/〕」）、対策指針の提供に加え、予防や治療に必要な医療資材への平等なアクセスを念頭に対応してきました。今後は新型コロナを注意深く監視していくこと、またこのような新興感染症の発生を早期に察知し、パンデミックにならないよう予防準備策を強化、またなってしまった場合にいかに被害を最小限に抑えるよう対応していくのかが、重要な活動になります。

一方、日本に目を移すと、新型コロナのパンデミックでは超高齢社会でありながらG7の中で最も死亡率が低かったことは高く評価されています。将来を考えるうえで、日本の優れたところを、ぜひ認識・共有していただきたいと思います。

新型コロナだけでなく感染症の問題を地球規模で突き詰めていくと、根本的に解決するためには科学や医療の進歩だけでなく、ＳＤＧｓ（持続可能な開発目標）のすべてで前進する必要があるという結論に達します。

例えば紛争や貧困をなくすことで人々の健康状態は改善し、兵器を購入する莫大な資金を医療・福祉に振り替えることができます。また、感染症についての知識を教育課程に盛り込み、人々が日常的に生活に予防をとりいれていくことができれば感染症から身を守ることができるのです。実際にエボラウイルス病（旧名エボラ出血熱）やラッサ熱についてアフリカの現地で感染症の概念を説明するのは、私自身、とても苦労しました。目に見えない微生物がいること自体、概念的に受け入れられず、理解されませんでした。感染症は悪霊の仕業であるとか、悪いことをした祟りとかと考えられているのが一般的です。

なお、葬儀で亡くなった人の体を清めるため丁寧に洗う習慣があります。死者の魂が自分に乗り移るように触っていとおしむ儀式も多くあります。遺体にはまだ生きたウイルスが大量に付着しています。現地の人たちの間ではとても大切な風習なのですが、死後の儀礼や葬儀に起因する感染爆発が医療関連感染以上に問題であることもしばしばです。人々の理解を得て、彼らの信仰や信条を傷つけることなく慎重に介入していかなければなりません。

マスクの普及

日本では、一人ひとりが幼児期から感染症の知識を備え、どう予防できるかを知っています。例えば呼吸器系ウイルス感染症の代表格であるインフルエンザに対しても、毎冬、対策がきちんと行われています。その一例が学校、職場での手洗い、マスクの着用です。日本では新型コロナ以前から鼻水がでたり、咳がでたりすると、人にうつさないようにと症状のある人がマスクをする習慣がありました。さらに電車やバスなどの公共交通機関や人込みで、あるいは花粉症対策としてマスク着用が普及しており、日本人はマスクへの抵抗感がありません。

一方、海外では基本的にマスクを感染症対策として一般の人が着用するという習慣はまったくありませんでした。医療現場でのみ、感染制御策として使われてきました。あるいは大気汚染の激しいアジアの都市部で公害対策として布マスクが使われることはありました。それがコロナ禍で一挙に世界中にマスク着用が普及したのです。人にうつさないための、感染源の管理としてのマスク着用の意味について世界中で認識されたことは、特筆に値します。それでも日本以外の国では、マスクは基本的に感染源を管理するという認識よりは自分を感染から守る防具として受け入れられていきました。あるいはコロナ禍では、マスクをしていないと入場を許されない場所が多くなったためつけるということもあったでしょう。マスク着用が義務づけられなくてもつけている人がほとんどの日本と、その正反対のヨーロッパ、その中間の国々がみられる昨今ですが、ひとたび呼吸器ウイルスが猛威を振るうような状況になれば、また世界中の人々があっという間にマスクを着用するようになるでしょう。

パンデミックは複雑因子の集合体

一般によく知られている感染症と、新興・再興感染症の引き起こすアウトブレイク(感染爆発)やパンデミックは「別もの」と考えるべきでしょう。

パンデミックは、ウイルスの本来の性質とヒト(宿主)側の因子(感受性や免疫応答など)以外にも、環境因子、行動因子、情報が大量に拡散する「インフォデミック」(後で説明します)などが合わさった複雑な社会的現象です。移動、外出、渡航の制限、休校や集会の禁止措置などいわゆる「ロックダウン」によって、人々の生活が大きな影響を受け、感染による直接の身体影響だけでなく精神面でのダメージも大きな問題となります。

WHOの統計によると、二〇〇〇年以降、年間一七〇―一八〇のパンデミックの芽が報告されています。そのうちメジャーな感染症事例が発生するのは四―五年に一度。SARS(重症急性呼吸器症候群)、新型インフルエンザ、鳥インフルエンザ、エボラウイルス病、中東呼吸器症候群、ジカ熱、そして今回発生した新型コロナなどです。

太古から現在まで、ペスト、天然痘、スペイン風邪、コレラなどパンデミックは起こってきましたが、二一世紀のパンデミックはスケールと速度が違います。これまでは人の動きが緩やかで、人が歩く速さや船のスピードでゆっくり世界に広がっていきましたが、いまや一日足らずで航空機で地球の裏側に行けてしまう時代です。過去に見られてきた感染症の広がりとは比べものになりません。

また人類史上、常に都市が感染症の増幅器として働いてきたのですが、都市の人口集中もその数も加速度を増している状況です。新規に発生した病原体は、まず都市に来て感染爆発を起こす。人口の密集する都市は病原体にとって好都合で、今までのように何年周期とか、徐々に増加するとかではなく、指数関数的に一挙に拡大してしまう。このパンデミックのスケールとスピードを考えなければなりません。

都市どうしには、平面的に展開する世界地図と全然違う時空地図があります。航空地図(航空路と本数を示した地図)と新型コロナの患者数、第一波のタイミングを照らし合わせて見れば、空のネットワークのハブ空港のある都市がパンデミックの増幅器、加速器になっていることがはっきりとわかります。

新型コロナだけではありません。例えば二〇世紀には、エボラウイルス病は遠隔地のジャングルでの病気でした。犠牲者の数も数十人から数百人が最大級のアウトブレイクでした。ところが二〇一四—一五年の西アフリカでのアウトブレイクでは、ギニア、リベリア、シエラレオネそれぞれの首都に感染が広がり、大爆発して約一万人も亡くなり、エボラ史上最悪の結果となりました。国際支援、報道で現地入りしていた外国人も罹患し、緊急医療搬出や潜伏期間内の移動などで北米やヨーロッパでも感染者が隔離治療を受ける状況となり、医療従事者の二次感染も発生してしまいました。

ワクチンについて

新型コロナのパンデミックではワクチン、特に新しいワクチン製造のプラットフォームを使ったｍＲＮＡワクチンが救世主となりました。日本をはじめとするアジア各国と違い、国民の間に危機感が浸透していなかった欧米諸国では、ワクチンなしに新型コロナによる重症化と死亡をコントロールすることはできませんでした。新型コロナが世界に与えた社会的・経済的損失に鑑みて、将来のパンデミックに備え、病原体が特定され、ＷＨＯが緊急事態宣言を発出してから一〇〇日以内に診断薬、治療薬、ワクチンの三つを用意することができるようにと「一〇〇日ミッション」が二〇二一年のG7サミットで提案されました。ワクチンについては特に将来パンデミックや大きな流行を起こしそうなウイルスについてあらかじめ〝タネ〟を仕込んでおき、いざというときいつでも量産体制に入れるような検討、努力が始まっています。

さて、ワクチン接種には、個人レベルでのメリットと、集団免疫による人口レベルでのメリットの二つがあります。集団免疫では、一定割合以上の人たちが接種しないと有効な感染症コントロールができないため、大規模なワクチンキャンペーンが必要となることもあります。

例えば、麻疹《ましん》（はしか）は、ワクチンにより人口の九〇％以上が免疫をつけると循環できなくなると試算されており、麻疹撲滅をめざすWHOでは人口の九五％以上のワクチン接種率を推奨しています。麻疹に感染すると一〇〇〇人に四人ぐらいが亡くなったり、重い後遺症が残ったりします。すでにある程度集団免疫が確立されている国では、生まれてくる子どもたちを定期接種でカバーしていくことで免疫が保たれていきますが、そうでない国では大々的なキャンペーンを行い、一気に集団免疫をつくり上げることが必要です（キャッチアップキャンペーン）。

他方、はしかワクチン接種では一〇〇万―一五〇〇万接種に一例程度の割合で脳炎・脳症が発生してしまうという報告があります。はしかワクチンは弱毒化したウイルスがベースのいわゆる「生ワクチン」で、抗体獲得の有効性はとても高いのですが、このような稀な副反応を起こすことがあるのです。一〇〇万人に一人か、一〇〇〇人に四人なのか。公衆衛生はできるだけ多くの人を救いたいという視点から、ワクチン接種を選択するわけです。

選択したからにはもちろん社会全体で、ワクチン後遺症で苦しむ人とその家族を支えなくてはなりません。それが公衆衛生の考え方です。

一方、人類には、安全性の確立されていない質の悪いワクチンによって深刻な後遺症を引き起こした苦い経験もあります。安全と品質を確実に維持するシステムを世界中に広げていく必要があり、WHOにも専門部署が設置されています。有効で安全なワクチンの供給を続けていくことに加え、国民のワクチン政策に対する理解と信頼を得ることが、人々の命と健康な生活をワクチンで守っていくために必要不可欠なのです。

変異ウイルスの登場

今回の新型コロナ関連のニュース報道などで、「変異株」あるいは「変異ウイルス」という言葉を頻繁に聞くようになったと思います。これはウイルスの遺伝子レベルでの変異を言っているのですが、遺伝子変異がウイルスの形態や機能に影響し、感染しやすさや重症度を変えてしまうことがあります。病原体遺伝子変異のモニタリングはインフルエンザ、ポリオ、あるいは細菌類の抗菌薬耐性などに盛んに応用されるようになっています。毎年二回、北半球と南半球の冬季をにらんで行われるWHOのインフルエンザワクチン株選定会議でも、ウイルスの遺伝子変異を追いかけ、変異の方向性を予測することは非常に大切な作業になっています。

インフルエンザウイルスやコロナウイルスなどのRNAウイルスは、頻繁に変異を起こすことで知られています。もちろん、新型コロナでの変異ウイルスの出現は当初から予想されていました。すでにインフルエンザ対策のために世界中の実験室から遺伝子を収集・解析するメカニズムができていたので、早期からウイルスが変異する様子をリアルタイムで刻々ととらえることができたのです。遺伝子解析、いわゆるゲノム解析ですが、以前は本当に時間のかかる作業で、例えばヒト一人の全ゲノム解析には二〇〇三年までに一三年を費やしました。ところが二〇二二年現在では二時間弱でできてしまうと言われています。ヒトゲノムの塩基数は約三〇億、新型コロナの病原体SARS-CoV-2ウイルスは約三万程度ですので、非常に短時間で解析できるようになりました。

タマゴとニワトリのどちらが先か、という議論にも似て、感染爆発が先か遺伝子変異が先か、という問題はありますが、感染爆発が起こったところで大量の遺伝子変異が起き、そこでより人に感染しやすいウイルスが台頭してほかの感染力が劣ったウイルスを駆逐して流行の主流となっていくと考えるべきでしょう。そのため感染を爆発させないことが、変異ウイルスの出現を抑えるためには重要なのです。

ウイルス側から考えると、とにかく子孫を残すことが絶対使命なので、人々が自然感染やワクチン接種で免疫を獲得すると、それを潜り抜けるようさらに遺伝子変化が起こっていきます。ただこの変化をゆっくり起こすようにすることで、つまり感染爆発を起こさずウイルスに変異のチャンスを与えないことで、現行ワクチンの有効性を長期にわたって確保できるようになります。それによってワクチンの価格を抑え、広く世界中に有効な供給ができることになるのです。

当初のワクチンは、最初に中国の武漢でみつかったウイルスでできていました。ワクチンで獲得した免疫が有効であることをキープするには、ウイルス変異を抑えていかなければなりません。どんどん変わっていってしまうと、ワクチンの組成を速いペースで変えなくてはいけなくなりますし、獲得した免疫で感染が防げなくなってしまいます。コロナ対策が緩和され、社会活動が非常に活発になったことで、感染機会も多くなる可能性が危惧されています。

ＷＨＯのパンデミック対策

一九九〇年代からＷＨＯは、パンデミック対策を懸命に進めてきました。ところが二〇〇九年の新型インフルエンザのパンデミックでは「大騒ぎした割に大事に至らなかった」として、予算を大幅に削減されました。人類史上初めて、ワクチンと抗ウイルス薬で対応できたインフルエンザパンデミックだったのに、第一次世界大戦終盤に勃発したスペイン風邪や、強毒性鳥インフルエンザに比べて致死率が低かったというのです。インフルエンザ対策にかかわってきた私のチームは二八人から八人に減らされ、最後は四人になり、さらにほかの危険な感染症すべてと統合されました。ＷＨＯは加盟国からの資金提供で成り立っている国際機関ですから、これに従わざるをえません。その人数でやりくりしている時にエボラウイルス病が起こり、今度は「対応が遅かった、十分でなかった」と批判されました。

二〇〇三年のＳＡＲＳから、中国が私の仕事の中での「ホットスポット」でした。中国国内でいち早く新興・再興感染症の警報を出せるよう、適切な診断、対策がとれるよう取り組みました。何回も訪中して保健担当者、実験室診断の専門家グループ、拠点病院の医師らと協議を重ね、診断のネットワーク、原因不明肺炎・重症肺炎の即日報告システムができあがっていきました。各省の拠点病院で重症者の臨床管理と感染制御のトレーニングを徹底的に行い、救命率の向上と院内感染防止をめざしました。新薬を早急に臨床使用できるようにと、非常事態に治験ができる体制も整えました。創薬力も上がっていくなかで、臨床データを積み上げて世界的に出せる薬にする能力も上げてきたと思います。

新型コロナ以降のWHOの方針

新型コロナによるパンデミックでは、ワクチンだけでなく、診断についても画期的な新展開がみられました。PCRによる診断がより迅速に大量に行われただけでなく、簡易診断キットの開発と普及により、WHOに報告される感染者数は、ほぼすべてが検査陽性の感染確定者です。ただし、検査のキャパシティや検査実施方針(たとえば重症者優先、濃厚接触者で有症者は検査せず、みなし陽性とする、など)によって検査陽性者数が左右されてしまいます。

WHOでは実際の感染者発生動向や重症度のモニターのため、サーベイランスに補足的な情報を加えていくことになりました。例えば、総検査数に対する陽性率や基本再生産数(R_0 一人の感染者から何人の感染者が発生するか。1未満だと流行は終息に向かいます)、また医療システムのひっ迫状態や重症者の割合を把握するため、ICU病床占拠率などを導入しました。

一方、引き続き遺伝子解析のサーベイランスを続けて、変異の動向監視を続けています。変異ウイルスに対しては、現行のワクチン（過去の流行ウイルスをもとにつくられている）がどのくらい効くのか、いつどのタイミングで、新しい（最近の流行ウイルスをもとにつくる）ワクチンに代えるのかなどを調査検討しています。また世界的な疫学調査から、ワクチン接種のターゲットをどこに置くのか（高齢者、医療従事者など）、追加接種、季節接種をするのかも研究を促進、データを収集・解析しています。

今後、新型コロナは、いわゆる急性期（人々に免疫がなく、予測困難な爆発的な流行が起こり、重症者や死者が多く発生）を過ぎて、慢性期（人々に感染やワクチンで獲得された基礎免疫が存在、流行はある程度予測でき、重症者が減って医療システムへの負担が許容範囲内に収まる）に入ると考えられています。この移行期に何をすべきなのかを世界的に発信していくのも、ＷＨＯの仕事です。

現在、新型コロナのパンデミックでわかった、それぞれの国、そして国際メカニズムの脆弱《ぜいじゃく》性を、いろいろな観点から改善していくことが求められています。そのために、世界保健総会（加盟国の代表者で構成されるＷＨＯの最高意思決定会議）は、国際保健規則を改正して、どの段階でどのようにＷＨＯに早期の兆候を報告するのか、緊急事態のときどのように世界的なコミュニケーションをとるのか、そしてどのようにしたら国外から積極的に介入できるのか、を検討していく必要があるとしています。

また、いままでのWHOのカウンターパートは各国の保健担当省でしたが、それを、総理大臣や大統領など国家元首、つまりその国で最も力を持つ人のレベルにして、保健セクターを超えた危機管理の条約をつくることも考えられています。これらは、政府間で調整していくことになります。G7、G20のレベルでは、今までのように緊急対応のみならずパンデミック準備策のための資金を考える必要が合意され、世界銀行や二国間協力の枠を使って準備策強化のための基金を設置する動きがあります。

さらに、新興・再興感染症の約七割は動物の病原体由来であることから、人獣共通感染症の監視体制や準備体制を強化していくことも重要です。SARS-CoV-2も、もともとは動物由来と考えられています。発生の根源で火種が小さいうちに封じ込めていく努力で、パンデミック発生リスクを減らそうという試みです。今までも人と動物の健康を総合的に考えていく「ワンヘルス」の重要さが訴えられてきましたが、WHO、FAO(国連食糧農業機関)、OIE(国際獣疫事務局)の三組織に加えて環境問題担当のUNEP(国連環境計画)も参加した四組織体制で取り組むことが決まり、ハイレベル専門家パネルも立ち上がってより前進することが期待されています。

人獣共通感染症と言えば、私は二〇二二年現在、欧米を中心に広く世界中で報告されるようになってしまったサル痘(mpox)対策に携わっています。サル痘の名は、かつてヨーロッパに輸入された実験用のサルにアウトブレイクがみられたことから付けられましたが、自然宿主は実はサルではなく、げっ歯類などの可能性が高いと考えられています。

同じポックスウイルスの仲間には、一九八〇年に根絶宣言が出された天然痘があります。一九八〇年以降に生まれた人は天然痘ワクチン(種痘)を受けていませんし、自然免疫もないので、アフリカでは自然界に存在し、人にも感染を起こすサル痘が第二の天然痘となって人類の健康を脅かすことになるのではないか、と専門家の間で懸念されていました。

この一〇年ほどアフリカでのサル痘感染者は増えてきていますし、都市部での流行も見られており、世界各地に輸出症例も出始めていました。現在欧米を中心に拡大しているのは比較的毒性の弱いタイプで(サル痘ウイルスは遺伝子学的に二つのグループに分類されており、かつて「西アフリカ型」と言われていた二つ目のグループは、「コンゴ盆地型」と言われていた一つ目のグループに比べ重症度、死亡率ともに低いと言われています)、アフリカ以外では死者を出すには至っていません。しかし英国からは、不顕性感染していた妊婦さんから生まれた重症の新生児の報告が上がっています。

日本での改革

世界的には日本のコロナ対策は超優等生とみられていますが、日本国内で特に問題となったのは医療崩壊の危機ではないでしょうか。平時、日本の病院の病床のほとんどは慢性病の患者さんや高齢者で占められています。そういう病院が急にコロナの重症者を受け入れて治療するのは無理ですので、感染爆発に対応できる仕組みをつくっておく必要があります。希少・危険感染症患者を収容できる感染症指定医療機関は各都道府県にすでに設置されているのですが、この病床数では急激な患者増加に対応できません。特に日本ではパンデミック初期には感染者の重症度に関わらず隔離入院が推奨されていたので、これに必要な病床はかなりの数になりました。

日本でしきりに報道されていた医療ひっ迫は、ある意味で国民に危機感を持ってもらい、感染対策により真剣に取り組んでもらう効果があった半面、深く根づいていた日本での「国民皆医療神話」が崩壊していく不安を惹起《じゃっき》しました。この状況を、パンデミックが収拾困難な状態となり大量の死者を出した英国と比較してみましょう。新型コロナによる死亡のうち、病院外死亡の数は英国や米国では全体の三割ほど、日本では一割に満たないです。また、特に英国では新型コロナ以外が死因の病院外死亡が増え、パンデミックが医療システム全体に影響を与えて間接的な健康被害を生じさせてしまっていたことがわかります。

このように先進国の中ではしっかりパンデミック対応ができていたように考えられている日本ですが、将来このような医療ひっ迫を起こさぬよう、どのような準備策をとっていけばいいのでしょうか。

例えば大学病院クラスなら、ＩＣＵスタッフ以外にも外科医と麻酔科医は重症肺炎患者の人工呼吸器による管理、その他の全身管理もできます。またコロナ重症患者以外の患者さんを他の施設に移して、すべての外科医と麻酔科医がコロナに対応する、ということも考えられます。ＷＨＯ本部のあるスイス、ジュネーブの州立大学病院では、全部の手術室をコロナ重症患者のＩＣＵに転換しました。手術やコロナ以外の重症患者は周りの私立病院に請け負ってもらい、コロナ病院と非コロナ病院とにわけて対応したのです。地域における医療施設の連携と州政府からの手厚い経済的援助で実現したことです。

都市でパンデミックが起こった場合、近隣の自治体がどう協力するかを考えたとき、事前に協議しておくだけでなく、有事に変化する情報をタイムリーに集めてすぐに役割分配する司令塔が必要です。

二〇〇九年に、新型インフルエンザで死亡者数が急増しているタイに政府の要請でお手伝いに行ったとき、国立病院のＩＣＵ（医療費が無償）は満床で、ＩＣＵ病棟を一般病棟にまで広げていました。しかし一般病棟の医療スタッフでは重症患者の管理はできず、そちらの患者さんはほぼ全員亡くなってしまうという残念な結果になっていました。一方、民間病院のＩＣＵは各一〇床中、二床くらいしか入っていない状況でした。タイ政府が新型インフルエンザ患者の医療費免除を即決したので、ＩＣＵ病床や重症者を診ることができる民間病院病床のデータを地域ごとに集め、重症患者の救急搬送先を配分するようにし、死亡率を下げることに成功しました。

今回の新型コロナのパンデミックでは、日本は欧米に比べると、感染者数も重症者数も桁違いに少ないにもかかわらず入院できず、自宅で亡くなる事態も起きました。医師を育てるのは時間もお金もかかります。特に救急救命医や集中治療医は、急に育成はできません。このためには、緊急事態の渦中にある都道府県とそうでないところが医療の協力体制をとることが重要です。

もう一つ準備策としてできることは、緊急医療チーム（Emergency Medical Teams　ＥＭＴ）を組織できるようにしておくことです。ＥＭＴは大規模災害のときや、国内だけでは対応できない非常時に被災国に出向きます。国際的なＥＭＴのコーディネートはＷＨＯがしていて、国境なき医師団や赤十字などが参加しています。このような医療チームが世界中にありますから、非常時は海外に援助を求めることも考えられます。

日本はとかく国内で取り組み、海外の助けは要らないというスタンスです。でも、必要時には助けてもらってもいいのではないでしょうか。日本にも国内のためのＥＭＴがあっていいのでは、と私は考えます。感染が拡大して大変な地域を助けるためにです。一年に一回、シナリオをつくって訓練をするということも必要でしょう。自衛隊の医療チームは、何もない野原の真っただ中にも病院を設置できてしまうロジスティックス力も備えています。

インフォデミック

ＷＨＯが、実際にウイルスを起こしているパンデミックと闘う以上の労力を費やしたのが、ＳＮＳなどで不確かな情報が拡散する「インフォデミック」です。ＷＨＯのテドロス事務局長も、ある記者会見で「われわれは今、二つのパンデミックと闘っている。一つはコロナウイルスによるパンデミック、もう一つは情報が押しよせることによるインフォデミックだ」と発言しました。

ＷＨＯはインフォデミック対策の一つとして、Facebook、Google、Twitterなどの協力で

「ソーシャルリスニング」というプログラムを展開しました。それにより、ソーシャルメディア上で何が話し合われているのか、どういう質問が多いのか見極めて、間違った情報が流れ始めると、そこに照準をあわせたカウンターインフォデミックの情報を発信しました。ダメージ力の大きい誹謗中傷にターゲットを絞って正確な情報を出し、噂を打ち消すよう努めました。

これは、とてもエネルギーを使う仕事です。この中で見えてきたのは、現代においては人々が政府の出す情報を必ずしも鵜呑《うの》みにせず、自分の信頼する発信源(例えばインフルエンサー)からの情報を判断の根拠にしがちな点です。そういうインフルエンサーに正しく理解してもらうため、ウエビナーも頻繁に開催しています。いろいろ質問をしてもらい、世界トップの研究者らにわかりやすく説明してもらいました。

なおＷＨＯには、新型コロナ以降、インフォデミック担当チームが創設され、この新しい分野を学んでもらおうということで現在までに全世界で約一〇〇〇人がトレーニングを受けました。インフォデミック・マネージャーの育成です。彼らはコミュニケーションプランをたてていき、誰に話をしてもらうかも考えます。例えば地域によっては、宗教的なリーダーに自分のコミュニティに話しかけてもらうというのも、方法の一つとしてあります。

私たち感染症の専門家の仕事は、本来地味なものです。その中で、日本の専門家審議会は正しく疫学を見極めて、世界で最も早く「三密」を突き止めました。WHOもその重要さを認めて「3C（closed spaces, crowded places, close-contact settings）」と英訳して世界に発信しました。

ただ日本の専門家による会議自体、世界のトップレベルの方がそろっているのですが、新型コロナの動向を見極めていく作業の間、会議の中にスポークスパーソンがいればさらによかったと思います。専門家の委員が討議している核心を、人々にリアルタイムで説明できる人です。時々刻々変わっていく不安定な状況をどう説明するかが重要です。現時点で何がわかっていて、何がわかっていないのか、いまデータを集めており、解析して明確になるまでの想定期間を明確に示し（例えば一週間後とか）、それまではこうしましょう――というふうに言うことができる。会議で飛び交っている専門用語ではなくて、お茶の間で理解できる言葉できちんと伝えるのがスポークスパーソンです。

WHOでは三人のスポークスパーソンを立てました。トップのテドロス事務局長、感染症の技術・危機管理部門総括責任者マイク・ライアン、あと一人がマリア・バンケルコフという疫学の専門家です。その裏に私たち三〇〇から四〇〇人のスタッフがいて、情報を集めています。マリア自身は若手ホープの疫学者で、妻であり母であり、という立場から専門家の話を自分のなかで消化し、専門用語を使わない「平たい」言葉でわかりやすく説明します。

とかく専門家は詳しく説明しすぎて、一般の人にはよくわからなくなってしまうこともあります。スポークスパーソンは、専門家でない人が、専門家の話をある意味わかりやすく、「通訳」として変換して、あるいはわかりやすいたとえを入れるなどして、かみ砕いて説明します。それには変換の土台が必要で、トレーニングを行います。本質を選んで発信できるサイエンス・コミュニケーションの能力を備えたスポークスパーソンが必要なため、ＷＨＯでもオンラインで受講できるオープンコースとして、そのトレーニングを提供しています。

先に、日本人は感染に関する基本的知識が備わっていたことがコロナ対策成功のカギになったとお話ししました。これをもう一歩進めて、それぞれのコミュニティでパンデミック対策を率先して考えていけるようになってほしいと思います。有事にはトップダウンの政治的判断も必要になりますが、流行にも地域差が出るような状況ではそれぞれのコミュニティで対応を決めたほうが有効なことが多くなります。コミュニティとは地域的なものだけではありません。職場や、学校、趣味のサークルなども、コミュニティと言えます。誹謗中傷を避け、差別せず、感染者やその家族を守っていく世の中をどうつくるのか。支えあい、協力してコミュニティとしての方向を納得して進んでいくのが、成熟した社会ではないでしょうか。

感染症の将来

地球上で最も繁栄している生物である人間を宿主とすることが、微生物にとっても一番の繁栄への道である以上、微生物たちは人間に感染する機会を虎視眈々《こしたんたん》とうかがっているわけです。将来も次々と、新しい病原体や旧知の病原体が入れ代わり立ち代わり忍び寄ってくるでしょう。すでに特効薬がある微生物でも、抗菌薬耐性を発現して再び人々の健康に脅威をもたらすようになることも危惧されています。早期発見、公衆衛生・個人衛生・感染防御による初期対応、診断・治療・予防の確保、そして疫学や臨床情報をタイムリーに総括分析し、対応策を随時更新していく。信頼されるコミュニケーションを確立し、地域で、コミュニティで感染対策を話し合う。有事には国を越えての助け合いの仕組みがあり、世界中に必要な医療物資が届くよう、そして通常の医療システムを守れるよう、準備していく。これらがパンデミックに対する今後のミッションです。

新型コロナのパンデミックはR＆D（研究開発）にとって追い風となり、今まで実用化に踏み切れていなかった新しい概念、製造プラットフォームによってつくられた診断、治療、予防手段（ワクチン）が日の目を見る機会を得ました。これらの新しい技術は、これからも医療の世界を大きく変えていくでしょう。

治療薬ではモノクローナル抗体が、臨床治験の枠を越えて臨床適応されるようにもなりました。モノクローナル抗体はまだまだ量産には遠い状態で、非常に高価なうえ、経口投与できないので使い勝手も悪く、これからさらに努力が求められます。モノクローナル抗体は、特定の病原体の特定の部位にがっちりと結びついて病原体が体内の標的臓器に感染できないようにします。モノクローナル抗体、あるいはモノクローナルをいくつかミックスした抗体カクテルは、治療だけでなく、予防にも使うことができ、ワクチンと治療薬の両方の役割を果たせる多目的医療薬と言えます。

先進国ではすでに、呼吸器ウイルスの一つで特に乳幼児に重症の肺炎を起こすRSウイルスに対して、免疫不全者を対象に予防投与されているところもあります。モノクローナル抗体や、ミクロの世界でデザインされた「狙い撃ち」のできる新兵器であるmRNAやナノバイオテクノロジーなどは感染症だけでなく、がん治療や自己免疫疾患にも応用が広がっているため、医薬品としての量産は不可能ではありません。今後は価格を下げ、新病原体に対するモノクローナル抗体の迅速な作成を可能にし、また、体内で抗体を長期間にわたって循環させる工夫をしていくことで、より応用の可能性が広がっていくでしょう。

麻疹など全身感染症を起こす病気は、ワクチン接種によって血液中の循環抗体をつくること、また、つくることをリンパ球に教えることで、ほぼ完ぺきな予防ができるのですが、呼吸器感染症の病原体は呼吸器の粘膜や細胞内にとどまって必ずしも血液中に入り込まないものもあります。こういう状況だと、ワクチン接種によって得られた血中抗体が活躍しにくいという問題があります。粘膜上の分泌型免疫物質を有効につくるためには、従来の筋肉注射ではなく、気道に直接スプレーするタイプのワクチンがより有効かもしれないとも言われています。

腸管系の感染症については、ポリオやコレラなど、経口接種して腸管免疫をつけるワクチンが存在します。また、同じ予防の考え方で、腸管の中にマイクロバイオームという善玉菌をしっかり育てて無敵な「防衛軍」を飼っておくという考え方があります。マイクロバイオームを強化して、薬を使わずに体内環境を整えるという考え方です。例えばこのような無敵のマイクロバイオームを腸管につくる画期的な健康食品ができれば、病気もせず、薬剤耐性もださずに感染症を予防できるようになり、ゲームチェンジャーになり得ます。

ワクチンと治療薬が開発されるにつれて、感染症の全体的な展望が変わってきています。以前エボラウイルス病は八割、九割の患者が亡くなっていましたが、いまはワクチンも治療薬もあり、厳重に感染防御をしたうえで集中治療もでき、重症の人でも助けられるようになってきました。早期にしっかり治療を受けられれば、ほとんどの症例で救命できるようになったのです。

一方、重症でピーク時に大量のウイルスが体内に存在した回復者のなかに、エボラウイルスの無症候保菌者が存在することが報告されるようになりました。無症候保菌者から性行為によってエボラウイルスに感染した人を皮切りに、新しいアウトブレイクが始まってしまうことも確認されていますし、男性の精巣だけでなく、眼球、脳脊髄液といった、免疫系から隔離された臓器に潜んでいて、何かのきっかけで再燃、再発した症例も報告されています。過去には野生動物からの「こぼれ」感染で始まっていたエボラウイルス病は、最近ではこのように人の体内に潜伏していて、日和見的にヒト-ヒト感染を起こし、感染症が繰り返し発生するエンデミックになります。実際西アフリカでは、毎年のようにエボラウイルス病が起こっています。

人間の知恵と技術が命を守ってアウトブレイクはコントロールできたものの、昔は人体の中では感染環を続けられなかった病原体が人間の感染症として定着してしまった例です。何とか免疫防御から隔離された臓器(精巣、髄膜内、眼球内など)からウイルスを完全に駆除できないかと、臨床研究が続いています。

生活習慣病の未来と精密医療

春日雅人

生活習慣病の概念

「生活習慣病」という名称が登場したのは一九九六年ごろで、それ以前は一般に「成人病」と呼ばれていました。「成人病」は基本的に脳卒中、がん、心臓病を指していましたが、これらは必ずしも成人になってから発症するわけではありません。

反面、これらは生活習慣を変えることで、発症や悪化をある程度防げます。このため予防の観点から国民に理解しやすく、生活様式の重要性についての認識が深まる効用があると、「生活習慣病」に置き換わったようです。生活習慣の改善だけでは発症や悪化を防げない場合もあるので、誤解を与えると反対意見もあります。

生活習慣の基本は食習慣、運動習慣、喫煙、飲酒の四つです。肥満、糖尿病、高血圧をはじめ、喫煙によるCOPD（慢性閉塞性肺疾患）、飲酒によるアルコール性肝炎、また食習慣、運動習慣から非アルコール性の脂肪肝にもなり、まとめて「生活習慣病」と呼ぶようになりました。一部のがんの発症にも生活習慣が関与していることが知られており、「生活習慣病」として扱われることがあります。これらがんを含めた生活習慣病は日本の医療費の約三割を占め、死亡する人の約五割が生活習慣病に起因するといわれています。

ただ、海外では生活習慣病の直訳にあたるLifestyle-related diseasesとは言いません。WHO（世界保健機関）はNoncommunicable diseases（NCDs）という名称を使って、いわゆる感染症（communicable diseases）とNCDsの二つに疾患を大別しています。

多因子疾患

生活習慣病とよく似た概念として「多因子疾患」があります。これは複数の遺伝子と環境要因との相互作用により発症する疾患です。

この環境要因の中に生活習慣とそれ以外の外部環境があり、多因子疾患の中に多くの生活習慣病が入ります。例えば自己免疫疾患などは生活習慣病とは言えませんが、多因子疾患の中には入ります。

一般的に病気の成り立ちには、環境要因と遺伝素因が関与しています。

遺伝病は、ほとんど環境要因によりません。一方、中毒や感染症の発症には遺伝素因は多くの場合関与しません。ただし、新型コロナウイルスに関しても、かかりやすい人と、かかりにくい人がいるのではないかとか、重症化しやすい人と重症化しにくい人がいるのではないかと言われていますから、少しは関与していると思われます。

なお次に述べるように、同じ糖尿病でも、環境要因の影響が大きいものから遺伝素因の影響が強いものまであります。

糖尿病では

ここでは、糖尿病を例にとって、その遺伝素因が解明されてきた経緯を簡単に振り返ってみたいと思います。

まず、一九八〇年代の後半に、高インスリン血症を呈する特殊な糖尿病においてインスリン遺伝子やインスリン受容体遺伝子に変異があることが、次々と同定されました。次に、家系内に糖尿病が多発するＭＯＤＹ（若年発症成人型糖尿病）の原因遺伝子が明らかにされ、また母系遺伝、低身長、難聴を呈する特殊な糖尿病ではミトコンドリア遺伝子に変異があることが報告されました。

このような単一遺伝子の変異による糖尿病は、一九九〇年代の後半までにそのほとんどが明らかにされました。これらは糖尿病遺伝素因の二〜三％を説明できるにすぎないと考えられ、残りはいくつかの遺伝子の多型（ある集団で塩基配列の違いが一％以上の頻度で出現している時は多型と呼び、一％未満の時は変異と呼ぶ）と環境要因が重なりあって発症する多因子遺伝による糖尿病と考えられました。

一九九〇年代の後半からは、糖尿病の病態に関係すると想定される候補遺伝子について、その多型の頻度が糖尿病の人と対照者（糖尿病ではない人）で異なるかが検討され、有意差のある多型が続々と報告されました。しかし、追試をするとそれらの結果に再現性があまりないことが明らかになりました。すなわち、糖尿病をはじめとする多因子疾患では、その発症に関連する一つ一つの遺伝子多型は想定していたよりはるかに弱い影響力しか持たず、そのような多型を再現性よく検出するには、まずサンプルの数を大きくする必要があると考えられました。

全ゲノム関連解析

多因子疾患における遺伝素因の解明に期待されたのが、ＧＷＡＳ（ゲノムワイド関連解析 Genome Wide Association Study）です。二〇〇〇年に三〇億塩基対に及ぶヒトゲノムの配列がほぼ明らかにされ、その中に個人間で一塩基が異なる多型（一塩基多型ＳＮＰ Single Nucleotide Polymorphism）が数百塩基に一カ所程度存在することが明らかになりました。すなわち、ヒトゲノム全体では五〇〇万カ所以上のＳＮＰが存在するのです（頻度を考慮しない一塩基バリアントＳ

NV Single Nucleotide Variantとしては、現在八〇〇〇万カ所程度の存在が知られています)。したがって、全ゲノムをカバーするには少なくとも五〇〇万以上のSNPについて検討することが必要と考えられました。

しかしながら、ヒトゲノムには連鎖不平衡ブロックと呼ばれるひとつのブロックとして動く領域が存在することが知られており、二〇〇二年に始まったHapMap計画によりヒトゲノム全体にわたる連鎖不平衡ブロックとそれを代表する五〇万程度のSNPが同定されました。この結果から、約五〇万のSNPについて、糖尿病の人とそうではない人でその頻度を比較すれば全ゲノムをカバーするGWASが可能であることが示されました。

このころには、テクノロジーの進歩により四〇万〜五〇万のSNPを同時に比較的安価に解析することができるようになり、二〇〇七年には何千人という2型糖尿病と対照者について解析し、その頻度に有意差があるSNPが一〇程度報告されました。現在では、各種テクノロジーの進歩により一〇万人以上の2型糖尿病と対照者について解析し、有意差のあるSNPが二〇〇以上も見出されています。

しかしながら、そのオッズ比(一の場合、2型糖尿病へのかかりやすさがそのSNPを持つ人と持たない人で同じで、一より大きい場合、そのSNPを持つ人でかかりやすさが大きい)は最も大きいもので一・四〜一・五です。その多くは一・二以下であり、単独では2型糖尿病発症の強いリスクとはなり得ないと考えられました。

これらの有意なSNPはゲノム上の位置を示すにすぎず、SNPが内在する遺伝子あるいはその近傍の遺伝子が2型糖尿病の発症に関与しているのではないかという仮説のもと、多くの研究がなされました。しかし、これらのSNPが2型糖尿病の発症に関与する機序はいまだに解明されていないというのが現状です。疾患の発症機序を明らかにして新しい治療法につなげる観点からは、これらのSNPがどのような機序で糖尿病の発症に関与しているかを明らかにすることが非常に重要で、今後は単一細胞におけるSNPと特定の遺伝子発現の関係などの研究が発症機序の解明につながるかが注目されています。

精密医療

二〇一五年一月二〇日に、当時のオバマ米国大統領が行った一般教書演説の中で、"Precision Medicine Initiative(精密医療計画)"という言葉が用いられました。それ以降、遺伝子、環境、ライフスタイルに関する個人ごとの違いを考慮した予防や治療法を確立するPrecision Medicine(精密医療)という概念が徐々に定着してきました。

現在では技術革新により、七万〜八万円の費用で数日のうちにヒトゲノム三〇億塩基対の配列を決定できるようになり、個人のゲノム情報の違いに基づいた個別化ゲノム医療が実際に始まっています。この分野の発展が最も著しいのは、がん治療です（詳細は宮園浩平氏による章をご覧ください）。

ＰＲＳ（ポリジェニックリスクスコア）

個別化ゲノム医療の社会実装という観点からは、生活習慣病をはじめとする多因子疾患は大きく遅れていました。しかしながら、二〇一八年にマサチューセッツ総合病院の Khera などが多因子疾患の発症リスクを数値化したＰＲＳ（polygenic risk score　ポリジェニックリスクスコア）の計算式を発表し、様相がかなり変化してきました。

ＰＲＳとは、各個人のもつ遺伝的なリスクの積み重なりを数値化したもので、病気の発症や進展を予測するのに用いられます。

二〇一八年の論文では、冠動脈疾患、2型糖尿病や炎症性腸疾患などで開発したＰＲＳ上位三・二〜八・〇％の集団は、三倍以上の発症リスクがあることを明らかにしています。すなわち、多因子疾患においても強い遺伝的リスクを持つ人々を同定できることになり、個別化ゲノム医療の実装という観点から非常に期待が持てることになりました。

このようなPRSを開発できたのは、リスク計算に六〇〇万以上という膨大な数のSNPを用いたこと、ならびに各SNPのリスクについて一〇万人以上という大規模なGWASから得られた結果を用いたことによると考えられています。すなわち、個々のSNPの持つリスクは小さくても、それをゲノム領域全体にわたる非常に多数のSNPの遺伝子型と組み合わせることで精度の高い予測が可能になることが示されました。

なお、PRSは生まれた時点での疾患発症リスクです。したがって糖尿病や冠動脈疾患などその予防法が明らかになっている疾患では幼小児期から発症予防への介入ができるわけで、その成果が非常に期待されます。成人では、このPRSに既知のリスク因子、例えば糖尿病では血糖値や肥満度を加えたより予測精度の高いRS(risk score)の計算式も今後開発されると思います。

遺伝素因に関しては人種差があることがよく知られています。PRSに関しても人種差があり、日本の場合では、日本人のGWASに基づいたPRSの計算式が必要と考えられています。今後各種の疾患で日本人のPRS計算式が確立され、多因子疾患の個別化ゲノム医療が日本において実装される日が一日も早く来ることが期待されます。

遺伝素因研究のパラダイムシフト

二〇一八年のＰＲＳに関する論文では、研究者が自分自身で患者さんの検体を集めているわけではない点も注目されます。多数の生体試料とそれに付随する健康・疾病情報を集積したバイオバンクが世界各地で設立、運営されています。代表的なバイオバンクであるＵＫバイオバンクには五〇万人が登録し、そのＧＷＡＳ解析は二〇一八年に終了し、その結果を公開しています。そして、このような公開されたデータを利用してＰＲＳが計算されています。

一九八〇年代に行われた初期の遺伝研究では、まず主治医が自分の診療している患者さんについて解析するのが一般的でした。そのため、患者数はせいぜい何百人という程度でした。しかし、多因子疾患の遺伝素因は、何万という検体に関して何百万種というＳＮＰを調べないと有意なデータが出ないことが明らかになり、バイオバンクの必要性が明らかになってきました。

すわなち、遺伝素因の研究は、特に多因子疾患では、自分で集めた検体を解析するのではなく、他人が集めた検体を他人が解析して、その公開された結果を利用して研究する時代になりつつあります。臨床医に加えて、ビッグデータの情報処理ができるデータサイエンティストの協力が必須の研究分野になりました。

幼小児期からの発症予防

ヒトの各臓器は、生後いつごろ完成するのでしょうか？　すなわち、各臓器を構成する各種の細胞が分裂してその数がいつ一定になるのかは、細胞の種類によっても異なり、いまだ不明の点が多いようです。

糖尿病の発症という観点からは、インスリンを分泌する膵臓にあるβ細胞（膵β細胞）の数とインスリン抵抗性の発症に深く関与している脂肪量が重要と考えられます。大きい脂肪細胞は悪玉、小さい脂肪細胞は善玉と考えられており、同じ脂肪量であれば、それを構成する小さい脂肪細胞が多いほど、インスリン抵抗性の発症が弱いと考えられています。

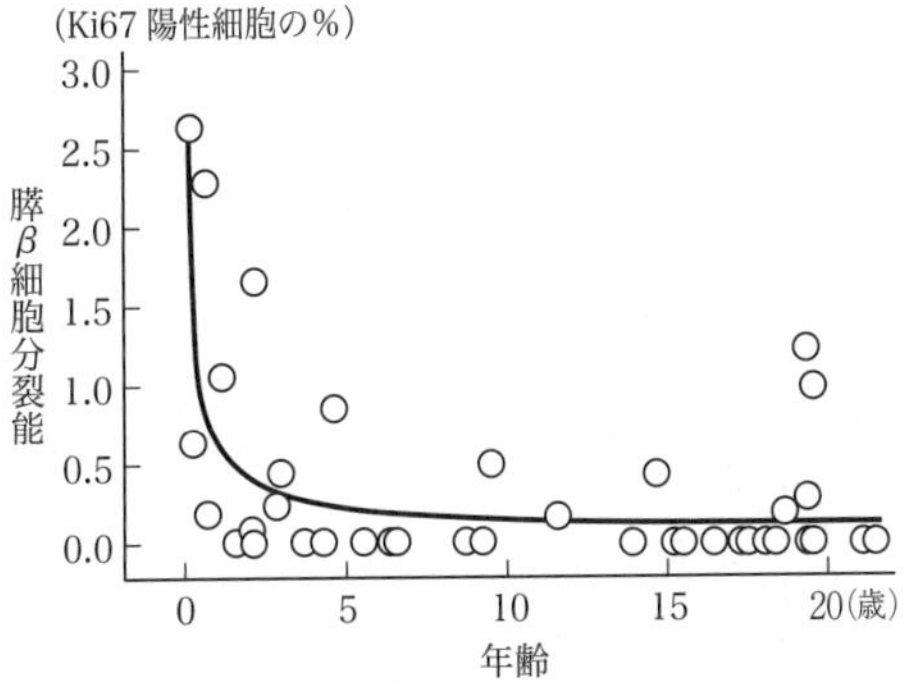

出典：Meier, J. J. et al., β-cell replication is the primary mechanism subserving the postnatal expansion of β-cell mass in humans, *Diabetes,* 2008, Fig. 10 を改変.

図1　ヒトにおける年齢と膵β細胞分裂能の関係

ヒトにおいて年齢と膵β細胞の分裂能の関係を

みた報告があります(図1)。これによると一〇歳を過ぎるとβ細胞の分裂能は低下し、その数はあまり増加しません。

一方、ヒトの脂肪細胞の数に関する報告では、その数の増加は二〇歳までに停止し、以後はほぼ一定に保たれることが示されています(図2)。

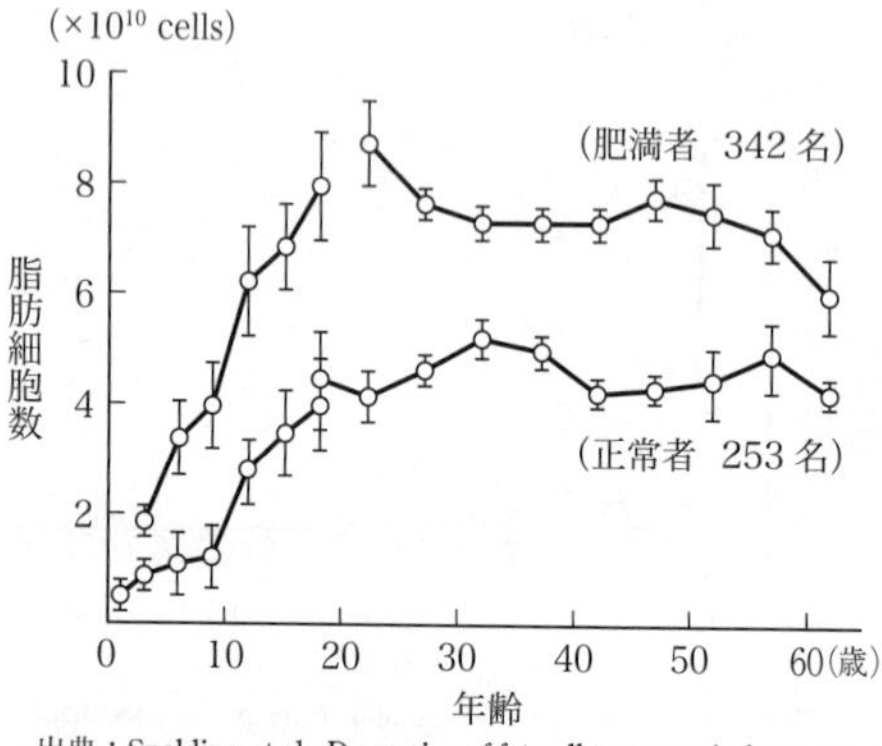

出典：Spalding et al., Dynamics of fat cell turnover in humans, *Nature,* 2008, Fig. 2a を改変.

図2 ヒトにおける脂肪細胞数の年齢による推移(肥満者と正常者)

現在までの糖尿病に対する食事療法や運動療法は、検査値が異常値を呈してから行われ、その多くは成人以後に試みられるものでした。したがって膵β細胞や脂肪細胞の数に変化を与えることはできなかったと思われます。今後はPRSで糖尿病の発症リスクが高いと推測される人々には、幼小児期から介入して、膵β細胞の数や脂肪細胞の数を増やすという究極の介入が可能になるかもしれません。

生活習慣病に関しては、今後その発症予防により重点を置いた医療が求められると思います。

その観点から、まずは幼小児期における各臓器の発達とそれに及ぼす食事・運動などの役割を明らかにすることが重要だと考えられます。

エピジェネティックス

第二次世界大戦時のオランダの事例が有名ですが、妊娠時に飢餓を体験した母親から生まれた子どもは、成人になって肥満、高血圧、糖尿病、心血管疾患等を呈しやすいという疫学研究が各地から多数報告されています。実際、マウスで妊娠中の母親の摂食量を減らすと、生まれてきた仔は肥満や糖尿病を呈します。また、マウスの実験では、妊娠中の母親の運動は逆に仔の耐糖能やインスリン感受性を改善することが報告されています。

さらに、マウスの実験では母親のみならず父親の食事内容や運動が仔の糖代謝や脂肪量に影響を与えるという報告もあります。このように、食習慣や運動習慣などの生活習慣の影響が世代を越えて伝達されている可能性があります。

エピジェネティックスとは「DNA塩基配列の変化を伴わず、細胞分裂後も継承される遺伝子機能の制御機構」のことで、クロマチンを構成するDNAのメチル化、ヒストンのメチル化、アセチル化などの化学修飾が主です。すなわち、食事や運動あるいは各種ストレスなどの環境

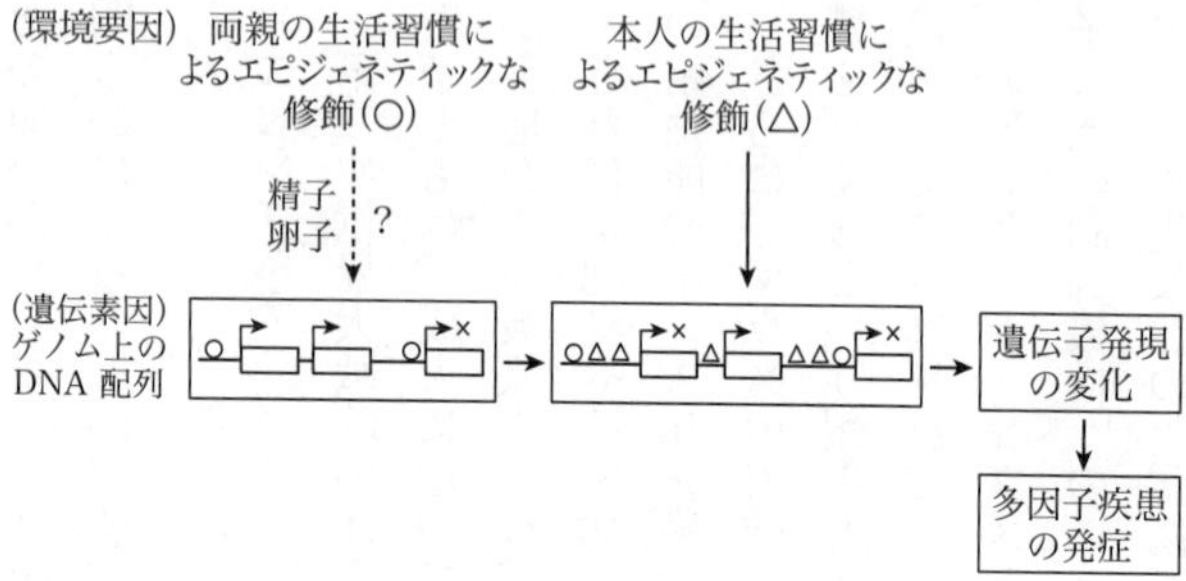

図3　多因子疾患における遺伝素因と環境要因

要因がエピジェネティックな変化としてゲノム上に記憶され、それが細胞分裂後も、そして生殖細胞を経て次世代に伝達されるのではないかと推測されています(図3)。

その分子機序(分子レベルのメカニズム)については哺乳類以外ではかなり明らかになっている事象もありますが、哺乳類では緒についたところです。エピジェネティックな変化は細胞によって異なることが知られており、特にヒトにおいては入手困難な組織や細胞が多く、この点がエピジェネティックスの研究を進めるにあたっての障害になっています。エピジェネティックスは、魅力的かつ重要な分野ですので、今後の発展を大いに期待したいと思います。

新型コロナウイルス感染症と糖尿病

日本でも二〇二〇年の一月に新型コロナウイルス感染症が発生し、以後七回の感染拡大と収束を繰り返し現在(二〇二二年一一月)に至っており、二四五〇万人以上の人が感染し、約四万九〇〇〇人が亡くなられたと報告されています。言うまでもなく、このパンデミックは日本のみならず世界各国で人々の社会生活に多大な影響を与えました。

生活習慣病、なかでも糖尿病、肥満症、高血圧、心血管疾患、腎疾患などがあると、そしてそれらのいくつかを合併していることの多い高齢者では新型コロナウイルス感染症に罹患した場合、その重症化率や死亡率が高くなることが、次々と報告されました。糖尿病に関しては、血糖コントロールがよいと重症化率や死亡率が改善されることも報告されています。

一時、新型コロナウイルスが膵β細胞に感染して糖尿病を新たに引き起こすのではないかと懸念されましたが、現時点ではこの可能性は非常に低いと考えられています。重症の新型コロナウイルス感染症に伴う高血糖の多くはインスリン抵抗性によるもので、これには新型コロナウイルスが脂肪細胞に感染することが関係しているかもしれません。

外来で糖尿病患者さんを拝見していると、今回のコロナ禍で血糖コントロールがよくなった方と悪くなった方がおられました。よくなった方はステイホームやリモートワークで職場や仕事上の宴会、飲み会が減少したため、一方悪くなった方は、通勤がなくなり、家に引き籠りがちになり体を動かす機会が減少したためと考えられました。

また、感染を恐れて通院されず電話による診察の方も増えました。インスリンを注射して血糖の自己測定をされている方は、血糖のコントロール状態が把握できますので、来院されずとも処方箋をお送りできましたが、それ以外の方は体重の変化や食事量、運動量からの血糖コントロールを推定せざるを得ないので困りました。同時に糖尿病をはじめとする生活習慣病の診療は、患者さんが自分で血糖値や血圧などの情報を入手できれば電話診療や遠隔診療が可能になる部分もあるのではと感じました。

セルフケアの時代へ

今後、生活習慣病の治療は技術革新とそれに伴う医療費高騰により、患者さんが自分で主体的に取り組む時代になると思います。

まず、ウェアラブルデバイスがより進歩して、多くの生体情報をリアルタイムで収集し、それを蓄積し、患者さんのみならず医療従事者と共有することができるようになります。現在でも代表的なウェアラブルデバイスであるスマートウォッチには、脈拍、血圧、消費カロリー、睡眠時間などを計測する機能が備えられており、心房細動を感知する試みもされています。しかしながら、血圧、消費カロリー、睡眠時間などは本来の計測法によるものでなく、精度に関しては改良の余地があるようです（血圧に関しては本来の計測法であるカフで腕を圧迫して測る機種が発売されました）。

血糖値に関しても、皮下にセンサーを刺して皮下の間質液中のグルコース濃度を持続的に計測できる持続血糖測定器が各種発売されており、一日の血糖変動をモニターすることが可能となっています。

このように、血圧や血糖値を自分で持続的にモニターできるようになれば、患者さんが医療機関を定期的に訪れる必要はなくなり、医療従事者とデータを共有しながらオンラインで、共同で治療方針を決定していくことが可能になります。

さらに、ＰＨＲ（個人健康記録　Personal Health Record）による自己の健康医療情報の一元的管理も行われるようになると思います。

現在は、私たちが医療機関を受診した時の各種の情報（検査結果や治療内容など）はそれぞれの医療機関に分散して存在しますが、これらを自分で測定したデータや健診データと一緒にまとめて自分で管理し、自分自身の生涯にわたる健康管理に活用しようというものです。

しかし、各個人が自分の健康や生活習慣病の管理を適切に行えるためには、学校教育や各種の機会をとらえて人々に正しい医療情報を普及し、医療従事者と非医療従事者の情報の非対称性（それぞれが持っている情報量が異なること）をできるだけ縮小し、健康や医療に関する正しい情報を入手し、理解して活用する能力であるヘルスリテラシーを身につけるための支援を行わなければなりません。

そしてＰＲＳの値を参考にして、幼小児期から生活習慣病の予防に取り組むことができる日が現実となるのを期待したいと思います。

III　医療は社会をどう変えるか

Better Co-Being という視点から医療を考える

宮田裕章

みやた・ひろあき　2003 年東京大学大学院医学系研究科健康科学・看護学専攻修士課程修了．同分野保健学博士．早稲田大学人間科学学術院助手，東京大学大学院医学系研究科医療品質評価学講座助教を経て，09 年東京大学大学院医学系研究科医療品質評価学講座准教授，14 年同教授．15 年より慶應義塾大学医学部医療政策・管理学教室教授．専門はデータサイエンス，科学方法論，Value Co-Creation．2025 日本万国博覧会テーマ事業プロデューサー．

新型コロナパンデミックの意味

新型コロナウイルスが社会にもたらしたものがあります。世界の不確実性です。少し前までは世界は予測可能で、ＡＩなどの技術が進むことで何でも見通すことができるという楽観的でシンプルな歴史観がありました。しかし予測は簡単ではないことを、新型コロナにより知らされました。

不確実な中で、何を灯火《ともしび》に一歩先に進むべきか。それは医学であり科学であると思います。科学においては、反証可能性や再現性を担保した科学者のコミュニケーションが重要な要素です。追跡可能性を保証し、互いが批評できる透明な環境の中で検証しながら、できるかぎり確かなものを積み上げ進んでいくのが科学のアプローチです。

新型コロナパンデミックでどう行動制限をするか、ワクチンの意義、その先の社会のあり方をどう考えていくのか、こういった問題に科学的なアプローチで向き合う必要性を私たちは強く実感しました。その中でも強調すべきはデータの重要性です。すべて照らせるわけではありませんが、不確実な状況をデータによって、その先の道、未来の可能性を提示しながら、納得できる方向に向かっていくという変化が起きました。

そのうえで、新型コロナが不可逆な変化と言われる要因として、世界同時に社会の仕組み自体に大きな影響を与えたことがあります。いままでは経済が最優先され、経済合理性の中で社会は動いていましたが、そうではなくなりました。医療が可視化した健康寿命やクオリティ・オブ・ライフ、ウェルビーイングなどいのちに関するもの、あるいは環境、人権、格差、教育などさまざまな軸の中で社会を回すべきと、世界は転換しました。

日本では「新しい資本主義」と言われ、世界ではグレートリセット、グリーンエコノミーなどといろいろな形で提示されてきているわけです。

経済合理性だけではない新しい軸の中で社会のあり方を考える時、医療がますます大事になってきています。いままでは一要素でしかなかった医療が、いのちやウェルビーイングという視点から全分野に関わる重要なものであると認識されているのです。新型コロナウイルスをめぐる世界の葛藤は、いのちの視点から社会を考える重要性の認識を高めたともいえます。

新しい価値基準

不確実、不安定な中で、人と人、人と世界をつなぐ方法の挑戦がさまざまな国や地域、コミュニティで行われています。例えば、米国でのブラック・ライブズ・マター（ＢＬＭ）です。いままでの価値基準は自由と経済の成長、可能性の追求でした。しかし新型コロナによる死亡率はアフリカン・アメリカンが白人の二倍以上となってしまいました。遺伝的な差は医学的データにはないのに二倍も開いている。診断を受けてから治療を受けるまでのタイムラグが大きく、エッセンシャルワーカーで働かざるを得ない事情、さらに肥満や喫煙などハイリスクの割合が高いなど、さまざまな格差が背景にありました。

肥満や喫煙による疾病の罹患は自己責任とする論調も時にありますが、医学では Social determinants of health「健康の社会的決定要因」の中でとらえられています。例えば肥満の家庭に生まれた子どもは多くの場合、家庭で提供される食事内容、量が違います。毎日たくさんの量を食べ続ける環境のスパイラルから逃れるのはむずかしいのです。肥満になったのは自己責任でなく、コミュニティや文化的な要因が影響します。それにはおいしく栄養価のあるものをきちんと食べられるようなサポートをはじめ、さまざまな社会的な仕組みやネットワークの中で改善されなければなりません。米国のＢＬＭ運動には、格差を見つめ直さないと進めないという認識が背景にあります。

グリーンエコノミーも同様です。ＥＵ諸国ではベーシックインカムの議論がありますが、そういった社会の本質に立ち返って、どのようなコミュニティをめざすべきかという問いかけが始まっています。

もちろん中国もその一つです。トップダウンでまとめ上げた「最小不幸をめざす」という点では強力な方法ですが、ここから先の多元的、多様な豊かさを追求する時、香港が抵抗し続けたことにも課題があるでしょう。

絶対的な正解はありません。日本は日本の文化、社会の中で課題を浮き彫りにしながら対策を試みるように、各国のコミュニティがチャレンジに直面しています。

ウイルスとの向き合い方

新型コロナの対策にあたって、日本やオーストラリア、台湾、シンガポールのように島や陸の孤島的な地域なら、検疫である程度人流をコントロールできます。しかしヨーロッパはＥＵという性質上、人の移動を止めることはできないという大きな特徴があります。それこそ自由な交流はＥＵの存在意義そのものなので、そこを前提にしながら、どう新型コロナと向き合うかを考えざるを得なかったのです。

その中で、ある種、移動の自由を保障しつつ、一方でワクチン接種の義務化のような強いポリシーをとる国も出てきました。彼らにとって危機下における重要な権利、義務とは何かという問いを立てています。ただし、ＥＵ諸国では強力なロックダウンを実施した地域も少なからずありました。

逆に日本は、急事における法制度がないことが課題として浮き上がってきました。そもそも日本ではロックダウンを選択肢にできません。検疫態勢でも台湾、オーストラリアのようには強力に抑えられません。お願いベースで協力を依頼するしかできないので、一定割合で出てくる〝ルール違反者〟には突破されます。オミクロン株の時もそうでした。自宅隔離を守らない人は常に一定数存在します。そうした状況下で日本は鉄壁な検疫が敷けず、行動制限も強力にかけられません。反面、みんながマスクをしながら協調するような社会文化的なファクターという強みもあります。

このように、ウイルスに向き合うには、どういう対策が最善なのか。国の前提条件が異なるので違っている部分があります。それぞれの社会文化的な要因で、変異株を含めたウイルスのメカニズムを踏まえながら、医療、新型コロナ政策をどう実施していくか、絶えず検討し続けることが重要になるでしょう。

新型コロナ対応の実効性

日本の皆保険制度は、医療が行き渡るアクセスをかなり実現してきました。SDGsにおいては、「すべての人が適切な健康増進、予防、治療、機能回復に関するサービスを支払い可能な費用で受けられる」ことをするUHC(Universal Health Coverage)の達成を掲げています。

確かに日本の皆保険は世界に誇るべき制度ですが、公的な部分でコントロールしつつも、実際の提供者の八割は民間です。そこに新型コロナが到来した時、一部の医療者がコロナを請け負うことが高いリスクととらえた場合に、国が「病床を確保してくれ」と言っても動かない現状がありました。新型コロナの対応において、実効性のある手を打つのに非常に手間がかかったわけです。

新型コロナの前から日本では病床過剰が問題となっており、ニーズとマッチしていない医療供給体制が課題でした。その解決策として地域医療計画が提案されていましたが、そこは協議する場でしかなく、権限がともなっていなかったのです。いざ都道府県知事が動かそうとしても実行力を持っていないのです。

実際、医療提供体制は新型コロナが到来しなかったとしても、今後の少子高齢化、人口減少の中で変革が必要でした。改革は単に施設を減らすということでなく、機能連携をしながら地域全体をどう支えていくかという視点で医療を再構築すべきだと考えています。しかし、そうした改革を行う実行力をともなう調整機能が欠如している。これは、対コロナだけでなく、超高齢化社会の中での医療の持続可能性にもつながる大きな課題です。

急時の仕組みがない

全体として日本は、新型コロナを抑え込んでいるという認識があります。でも現時点では、何とも言えません。例えば死亡者数とか感染者数を低く抑えていても、ここから変わるかもしれません。当初アジアにおける死亡率の低さは、交差免疫などいろいろな要因が仮説として提唱されています。対策以外のファクターにも影響されるし、文化的な要因もあったりするので、単純な比較はできないですし、結論づけるにはまだ時期が早いでしょう。

ただ日本は、国の中で見た時の強みと課題が明らかになっています。強みは、強制力がなくても協調し合えることです。これは震災の時も発揮されたものです。といって、そこに依存して解決できるほどウイルスは単純ではありませんでした。

課題の一つは、急事における法制度を含めた仕組みがないことです。日本人は地震、台風など過ぎ去る災害には強いのですが、ウイルスや、恐らくバイオテロなど悪意をもってとどまるような災害には脆弱《ぜいじゃく》であることが露呈しました。

いわゆる緊急事が一定期間以上続く時、医療だけではなく社会の仕組みがつくられていないことは、大きな課題でしょう。とりわけ急事で政治、医療は人々と共鳴しながら動かしていくことが必要なのに、適切な用意がされていません。

コロナ後の国際秩序

繰り返しますが、世界各国はコロナの中で、それぞれのコミュニティのあり方を再構築する問いに向かい合っています。つまり、社会はどういう役割で私たちを守ってくれるのか、そうでないのか。そして、個人の自由と制約は何なのか。

本来、国家、コミュニティは、社会契約の中で義務と権利が共存するものです。どういうバランスでお互いを制約していくのか。トップダウンの強い仕組みの中で統制するエリアもあれば、比較的緩やかな中で活動しながら犠牲も出る国もあります。

そこに一貫して共通しているのは、経済合理性だけではなくいのち、ウェルビーイング、教育、環境などさまざまな大切な軸の中で、どう社会をつくっていくかを考えなくてはならなくなっていることです。それを今、世界各国が検討しているわけです。

二〇二五年、大阪・関西万博の開催に向けて、私はプロデューサーとして関わっています。テーマは「いのち輝く未来社会のデザイン」、サブテーマに「いのちを救う」「いのちに力を与える」「いのちをつなぐ」を掲げています。そこでは、SDGsが達成される社会や「ソサエティー5・0」の推進をめざしています。新しい未来を共にどうつくるのかの問いを持ち寄る、共創の場になるでしょう。

万博は地域を含めた人々の未来をつくる、全世代に向けた場になるのが重要です。万博で何をするかだけでなく、その地域における新しい未来につながる価値を共につくりながら共有するプロセスの中で二〇二五年に向かっていくことが重要でしょう。

私自身も飛驒で新しい大学をつくる中でコミュニティと対話をしています。例えば図書館という場をつくるうえでも、データを活用する中で何か新しい未来をつくれないか? 同じ地域の住人でも、古くからいる層と新しく入ってきた層でコミュニティが異なると分断が起きます。その時々のつなぐ話題によって、世代で交流してもらう。例えば食では、新しく入ってきた人たちは多様な調理法、食文化を知っています。一方、昔からいる層は、「この果物はこのタイミングで食べるのがおいしい」とか、「こうなってきたら酸味が出てしまうけれど肉料理に合わせるといい」といった深い知見を持っています。こうした新旧のコミュニティが新しい、おいしい食事を共創することで、それが地域の新しい文化になっていく。こうした取り組みを食だけでなく、伝統文化、ビジネス、教育などさまざまな分野で行っています。

それぞれのコミュニティが互いをリスペクトする中でさまざまな文化、ビジネス、学術、デザインによって新しいつながりをともに創ることができるでしょう。二〇二三年の日本医学会総会も世界との対話を軸にしながら、日本の医療、あるいは世界のこれから、未来の医療のあり方を考えていく重要な場になると思います。

デジタル敗戦は明らか

先にも述べたように、日本のコロナ対応がいいのか悪いのかは、まだわかりません。

ただし、デジタル敗戦は間違いないでしょう。日本はＧＤＰがそれなりに高い位置にあるので、ＩＴ、デジタルもそれなりかと多くの人々が思っていましたが、まったく違っていました。デジタル競争力の世界ランキングは二七位とか二八位です。教育の中で日常的にＩＴを使えているトップは、デンマークの九〇％。日本は三一カ国中最下位の一五％。デジタルは教育現場に邪魔、と遠ざけてしまった結果です。また、シニア層からも遠ざけていました。

しかし、デジタルは未来に対してサポートを提供するのに必須の選択肢です。象徴的なのは、コロナの給付金です。ドイツ、イギリスが数日で配ったものを、日本は数カ月かかり、一五〇〇億円の余計な経費も費やしました。さらに大事なのは一律同額に配ることではなく、必要な支援を必要なタイミングで必要な人に届けることです。それは一律給付の一〇万円ではなく、人によってはもっと大きなお金や具体的なサポートです。データ、デジタルをうまく使える国は、これができます。

いままでは、みんな同じように「最大多数の最大幸福」しかできなかったのですが、一人ひとりの状況にあわせながら誰も取り残さずコストをかけずにできるようになってきています。日本も、こちらに舵《かじ》を切っていかなくてはいけないでしょう。

人に寄り添う医療のデジタル化

医療も同じです。これからも、Evidence Based Medicine はゴールデンスタンダードです。この薬が効くかどうかは、世界中のデータで検証しながら進められます。さらに遺伝子を調べて、この人には抗がん剤は効かなければやめる、とか、要注意な高齢者は七〇歳か八〇歳なのか、とか、あるいは持病があるのか、とか、ほかの手術歴があるのか、など個々で治療が変わります。

デジタルを使うことで、一人ひとりに寄り添う形で、医療やさまざまな社会的なサービスを提供していく。すでに世界はこういう時代に変わっています。日本はその遅れを取り戻しながら、次の社会をめざしていくタイミングだと思います。

新型コロナ対応でのデジタルの遅れは、目を覆うばかりです。ウイルス感染者数の集計をファクスでやっていたのは世界中を驚かせました。そんなものをまだ使っていたのか、というわけです。それは象徴的な事例でしたが、あらゆる分野で時代遅れなことを続けています。裏を返せば、昭和の『ジャパン・アズ・ナンバーワン』の大成功を引きずっていたのです。それはファクス、電話網であり、いろいろなインフラを完成させ、器用に三〇年間やりくりをしてきました。でも、もう限界です。ここから新しい変革をしなくてはいけない、という危機意識が共有できたところに一つの光明もあります。

では、デジタル時代の最初の勝者になったシリコンバレーや中国の真似をすればいいのか。そうではなく、新しいものがめざせるか、なのです。

シングルマザーと貧困対策

私がデジタル庁と取り組んでいることの一つが、シングルマザーのサポートです。いままで日本は平均値を軸にサービスをつくってきたので、そこからこぼれ落ちると、途端に社会が冷たくなります。

離婚自体は、その人の人生、尊厳のある選択であるべきですが、多くの場合、文化的な慣習も含めて子どもの扶養義務が女性側にいきます。その女性の約半数は、非正規雇用です。これでは子どものサポートに使う時間が収入減につながり、非常に苦しい。まして持病があれば、生活を成立させること自体が困難になる。〝掛け算〟で苦しくなります。ところが日本はこういうものに対して、少しずつ〝足し算〟でしか寄り添えません。日本のシングルマザーの貧困は、世界ワーストです。先進国の米国とほぼ同等に悪くて、途上国を含めても下位に沈んでいます。

福祉だけでなく、労働、雇用、健康のデータベースをかけあわせると、この四つの要因が組み合わさった時に苦しくなることがわかります。その掛け算の苦しさに対して、寄り添える仕組みを提供できるでしょうし、そのタイミングも重要です。

本当に貧困になってから支援しても、なかなかむずかしいのです。生活保護は多くの場合、貯金が尽きてから始まるのです。シングルマザーの問題は子どもたちの未来も奪うので、もっと手前から支援できないでしょうか。

マイナンバーで、子どもの健診データをつなげられるようになりました。例えば出生体重で補正した成長曲線と体重が標準から外れていけば貧困か、虐待か、健康問題かもしれない。何かが起こった最初のタイミングでサポートに入ることで、シングルマザーの人たちを支えることができます。

素晴らしい民生委員がいる地域では、いままではサポートすることができていたかもしれません。でも全エリアに素晴らしい民生委員はいませんし、見つけても手を差し延べることはむずかしい。それがデータを使うことで、支えることができるのです。これまでは一人ひとりに寄り添うのは絵空事でしたが、デジタルによってコストをかけずに実現できる新しい社会になっていきます。

デジタルは人を置き去りにする冷たいものという印象があるかもしれませんが、デジタルだからこそ一人ひとりに寄り添える。そういう社会をめざす可能性をもった一歩を日本は進むことができるのではないかと思います。

フレイルに注目

私が取り組んでいるものに、もう一つ、健康な段階からのサポートの仕組みづくりがあります。たとえばフレイル（加齢により心身が老い衰えた状態を指します）への早い段階からの対応です。

日本の少子高齢化を考えた時、病気になってからサポートするのではコストがかかります。認知症だけでも年間一五兆円のコストがかかっています。認知症は中等度以上に進行してからでは治すすべは現状ではなく、そこからのケアに非常にコストがかかります。要介護の手前のフレイルの段階で改善できれば、リスクは相当減らせるかもしれません。

フレイルの中でも、歩行速度は、その悪化を予測する重要な指標です。秒速一メートルとか〇・八メートルを切ると一気に死亡リスクが上がります。いままで世界ではそうした境界線にいる人、つまり歩行速度が危うい人に対してサポートを行ってきました。でも、その段階で発見しても自分の力で戻るのはむずかしいのです。悪化までの時間を引きのばすということしかできない場合が多いです。

実際のリスクは、もっと手前から上昇しています。秒速一・五メートルで歩いていた人が一・三メートルに落ちたら、何かが起こっているかもしれない。「もっと自分の力で歩いてみましょう」「補助器具をつけてみましょう」「筋トレしてみましょう」と介入できるわけです。これまでは手がかりがなかったのですが、いまはスマートフォンを使用できます。アップルヘルスケアでは日々、「すべてのヘルスケアデータを表示」で出てきます。一人ひとり可視化できるようになっており、深刻になる手前からサポートできます。つまり、その人らしく生きる時間をのばしながら、病気にならない状況をつくる、そうしたアプローチが可能になっているのです。

いままでの医療は、病気がある程度進行して治療を受けるところから始まります。病気になってからサポートするのが最善のものもありますが、いまはスマートフォン、ライフログ、IoTと健康時のデータが蓄積されています。豊かに生きながら、できる限り病気にならないようにしていく。たとえ病気になっても、その人らしく生きられるように支える。これからヘルスケアは、病気になった一部の人ではなく、すべての人たちを対象にしたソリューションとして拡張していくでしょう。こうした分野の拡張の中で、いろいろな産業と連携していく学問、領域になっていきます。

ウェルビーイングの感じ方

従来、予防医療の大きな課題は、「健康になりましょう」と呼びかけても、賛同者は一、二割だったことです。特に健康な時に、健康のありがたみを感じるのはむずかしいものです。病気になって初めて健康の大切さがわかる人が大半の中で、どう健康の価値を感じてもらうか。その人らしく豊かに生き、生き甲斐、働き甲斐を感じながら楽しさの中で自然に健康になっていく。こういったアプローチの中で高めていくことが、より大事になります。それには、スマートフォンをはじめとしたいろいろな仕組みで人々とつながることで、健康な段階から、その人らしく生きつつ自然に保たれる。あるいは早期にリスクを発見できる状況をつくっていくのが重要だと思います。

そして日本では、健康を軸に新しい学問や産業が共創できる可能性があります。なぜなら、すでに健康寿命はかなり長い。つまり、日本は健康なシニアの割合が高く、健康寿命が保たれている人々が豊かに生きることを支えながら健康産業をつくることができるかもしれない。もちろん少子高齢化は深刻な課題ですが、そうした課題の解決のためには多くの予算を使わざるを得ません。シニア層が健康を実現しながら幸福感を高めていく、ウェルビーイングは未来の社会を考えるうえで重要な視点になるでしょう。

つながりから変える力を

一九九〇年代後半から二〇一五年ごろに生まれた「Z世代」の若者たち、いわばこの本を読んでくれる人たちは、生まれた時からインターネットで世界につながっています。彼らはつながりの中で正義感を磨いたり、目標や生き甲斐をつくっていたりします。自分自身の利益だけでは世界は持続しないことがよくわかっているのです。世界とのつながりの中で、どう自分が豊かでいられるかの感覚は洗練されています。

まさにSDGs時代、その先の持続可能な未来の中で、どういう社会をつくっていくのか。Z世代の子どもたち、さらにその下のα世代の子どもたちの、自分の役割を考えたり、自分のやりたいことをつくっていったりする力は眩しい限りです。

私が若いころ、上の世代から「いまの若者は軟弱だ」と悪口を言われていた記憶がありますが、いまの若者こそ世界を正しく見る感覚を持っています。もちろんスキルなど未熟な部分はあるものの、彼らの感じている志や思いは正しいと思います。彼らはつながりながら、世界を変える力を持った世代になっていくでしょう。だから彼らが感じているやるべきことを大事にしてほしいし、私自身はそういう世代を支えていくのが重要と思っています。

つながりの落とし穴から考える

一方、ソーシャルメディアの問題点もあります。原因には、滞在時間最大化モデルがあります。ツイッター、フェイスブック、インスタグラム、グーグル、ユーチューブも長く滞在させせることでお金を回す。その人にとって心地のいいもので耽溺《たんでき》させるアルゴリズムです。批判的なものより、自分自身の近いところで同調していく。エコーチェンバー現象と呼ばれるもので、特定の閉鎖空間でやりとりを繰り返すことで、自身の主張、考えが社会の正解と勘違いしてしまい、ある種の分断を生んでしまいます。

企業だけが場をつくる仕組みでは、滞在時間最大化モデルのフィルターバブル現象は避けられません。いまわれわれが地域づくりの中で企業と進めているのは経済合理性だけでなく、その上位概念としてのウェルビーイング、そしてサステナビリティがあるわけです。私は、ウェルビーイングとサステナビリティの調和の中で未来を考える視点を、Better Co-Beingと呼んでいます。

アルコール依存症の人に売れるからといって、酒を勧めていいわけがありません。医学的な観点からすると、こういった人たちが中期的に見て豊かになれるような指標を立てて、アルコールを控える商品や、人と人のつながりの場をつくっていくという考え方が重要です。それは先の、図書館における食で異なる層がつながるということにも通じています。自分と近い、同質性の高い集団での同調によりお金を回す以外にも、異なる集団とつながりながら価値をつくってコミュニティの持続可能性を高めていく。テクノロジーを使って、こういうような仕組みをつくる必要があると思います。

これからに向けて

私が大学で専門分野を決める時に、これからの社会は、データやさまざまなデジタルで、お金以外の多様な価値を動かしていく時代が始まると考えました。二十数年前、二〇〇〇年以前です。当時から医学にはクオリティ・オブ・ライフの概念もありました。すでにリスク・アジャステッド・モータリティとか、人々が大切にする価値はデータとして共有されていました。まず先にいのち、クオリティ・オブ・ライフ、ウェルビーイングがあって、それを実現するために医療がある。お金のための医療ではない、とする考え方です。

お金を目標にしたシステムは失敗してきており、すでに新しい価値を基にした仕組みが動いていました。次の社会を見た時に、とても重要な実践になるという感覚の中で、医療を軸にして現実を改善する取り組みをしていこうと考えました。

私自身の専門は、データサイエンスと言っていますが、科学方法論です。科学というアプローチで社会をよりよくする。いま人々のニーズが一番高いのがデジタルやデータですので、そこを多めに使う取り組みをしています。実際、まちづくりとかアートとか、建築の分野とも連携をしながら未来をつくる仕事をしています。やはり医療は人と人、人と世界がつながっていく時、人を大事にする、生きることにつながる領域を扱う学問なので、とても重要な分野であると考えています。

国際的に見て、いま、日本は大きな遅れを取っています。ただ、歴史を手繰ってみると、大きな危機があるところに世界を変える新しい流れがつくられてきます。世界が超高齢化に向かう、そのエッジに日本があることは、同時に日本からいろいろな流れをつくっていける可能性があることにもなるのではないでしょうか。

未来の医学・医療と倫理
科学の進歩に社会は追いつくか

飯野正光

いいの・まさみつ　1976年東北大学医学部卒業．80年東北大学大学院医学研究科修了．医学博士．東北大学医学部助手，ロンドン大学客員研究員などを経て，95年東京大学教授．2007年から11年まで東京大学大学院医学系研究科副研究科長．11年から15年まで東京大学大学院医学系研究科附属疾患生命工学センター長．16年東京大学名誉教授，日本大学医学部特任教授．21年東京大学特命教授．17年日本医学会連合副会長．2009年に上原賞，13年に日本薬理学会江橋節郎賞，20年に東レ科学技術賞を受賞．17年に紫綬褒章を受章．

私の専門は基礎医学で、倫理に関しては専門とは言えませんが、日本医学会・日本医学会連合の副会長として研究倫理・医療倫理に関連した検討会・調査会などを担当してきました。そのかかわりの中で、多様な立場の意見を集約して倫理問題に対応することの重要性を実感しました。私がかかわった倫理事案について紹介し、考えを述べたいと思います。

旧優生保護法の検証

旧優生保護法は「優生上の見地から不良な子孫の出生を防止するとともに、母性の生命健康を保護する」とした目的で一九四八年に制定されました。この目的を果たす方法として、「不良な子孫」を生むおそれのある者が妊娠出産しないようにするための優生手術(いわゆる不妊手術)と、人工妊娠中絶が定められました。この法律で定められた疾患(遺伝的疾患と当時考えられていたもの)にかかっている人に不妊手術を強制できる、優生思想に立った法律でした。これにより本人の同意がなくても、審査する委員会で認められると、強制不妊手術を男性、女性に対して行えるようになっていました。一九九六年に母体保護法に改正されるまでの間、判明している強制不妊手術件数は約一万六五〇〇件にのぼります。その後も救済が行われないまま、ごく最近になって被害者が訴訟を起こして、ようやく報道などを通じて、広く現状が知れわたるようになりました。

今となっては著しく非倫理的な強制不妊手術が、なぜ行われたのか。日本医学会連合として、こういうことを繰り返さないためにも検証しようと、二〇一九年に「旧優生保護法の検証のための検討会」ができました。すでに長期間経過していたため経緯の検証には限りがありましたが、専門家や被害者の話を聞くなどして翌年六月に報告書がまとめられました。

旧優生保護法が制定されたのは戦後の混乱期、敗戦でたくさんの人が海外から戻り、人口が非常に増えた時期でした。それに加えて食糧不足でした。このような状況で人減らし的な意味や、世界的な優生思想に基づいて施行されたのです。当時は精神疾患なども遺伝病と思われており、そういう遺伝性疾患は断種すべしとされ、さらには「不良少年」にまで対象が拡大されていた時期もありました。

実は戦前の明治憲法下で、一九四〇年に国民優生法が成立しています。内容は似ていますが、強制不妊手術には反対があり、実際にはほとんど行われませんでした。ところが新憲法になった戦後、多数の強制不妊手術が行われたのです。

このような法律が制定されたこと自体が今から考えると問題ですが、さらなる問題は、強制不妊手術を可能にする非倫理的な優生保護法が、長く存続したことです。特に一九七〇年代には患者に対して医療行為についてよく説明し、インフォームド・コンセントを得なければいけないという考え方が広がったにもかかわらず、法律の改正が進みませんでした。優生手術にかかわる規定を削除した母体保護法に改正されるのは、一九九六年になってからです。なぜ、長年にわたり極めて差別的な法律が続いていたのでしょうか。

・放置された原因

旧優生保護法は、戦後の混乱期などに強制的な性行為や望まない妊娠に対しての中絶の拠り所でもありました。その後も、一般の人工妊娠中絶の法的根拠にもなっていたことが、法律が続いた要因の一つではないかと考えられます。

また、人権思想の理解が十分でなかった点もあります。日本国憲法下において、国民や、当時の知識階級というべき官僚や医師においても人権の考え方は十分に浸透しておらず、むしろ公共の福祉が果たされるなら問題ないとされていたようです。優生思想に基づいた未熟な学問を前提に国家が法律で強制し、優生思想を容認、助長する社会的な情勢にあったのです。医療者も人口政策や逆淘汰の防止という公益上の必要性を満たすといった誤った考えから、優生手術にかかわっていたと考えられます。

優生手術の適否を審査する優生保護委員会には医師だけでなく民生委員、裁判官、検察官、行政官、学識経験者らが含まれていました。形のうえでは極めて正式な委員会で、手続きを踏んだうえでの決定には疑いを持ちようがなかったことも指摘されています。

医学界の一部では、旧優生保護法の問題点を指摘する提言が行われていました。しかし一部の専門家内に留まっており、社会全体に対する発言力としては十分ではありませんでした。また医学教育において、医事法や生命倫理・医療倫理については十分に教育されていなかったため、多くの医療者が旧優生保護法を学ぶ機会がなく、問題点が広く知れわたらなかったという点もありました。

・救済が遅れた原因

さらにもう一つの問題は、一九九六年に法改正が行われた後も、強制不妊手術の被害者に対する救済措置がすぐには行われなかったことです。なぜそうなったのでしょうか。この法律の構造上、問題が顕在化しにくかった面がいくつか挙げられています。

1　性と生殖という極めてセンシティブな内容で、対象者が自ら申告しづらかった。

2　被害者が強制不妊手術をされたのが幼少時期であったため、記憶が不十分なうえ、多くが障害者だったため、自ら被害の事実を表明することが難しかった。

3　地方自治体の都道府県優生保護委員会に許可権限があったため、地方ごとに分散したことで、被害状況の把握の困難さに拍車をかけた。

4　医療の専門分野により考え方やアプローチに大きな開きがあり、それを埋められなかった。

5　患者自身からの被害の申告がないなか、問題提起をすることへの躊躇があった。

このため法改正の機運は、すぐには盛り上がらず、また法改正が容易には行えない制度上の問題もありました。いずれにしろ、医学界を含めて社会がすぐに積極的な救済に動かなかったことは大変残念でした。

・将来に向けた提言

前に述べた報告書は、かつて医学・医療関係者が旧優生保護法の制定に関与し、その運用にかかわり、医療倫理や人権思想が浸透してきた後も、問題性を放置してきたことへの深い反省と、被害者、関係者に対し、心からのお詫びの表明が求められると明記しました。
さらに将来に向けて次のように提言しています。

> 今日では出生前診断や遺伝学的検査、先端的生殖医療、ゲノム編集を含む遺伝子治療等の分野が活発化するに伴い、そうした医療の実施が非倫理的な方向へと進まないよう、関係組織や中立的な立場の意見を取り入れながら多方面からの検討と社会への開示が必要である。臨床遺伝学に関連する専門家のさらなる養成や、インフォームド・コンセントやインフォームド・アセントの深化が求められている一方、過去の誤りに鑑みれば、社会的に影響が大きい問題に遭遇した際に、個々の学会の枠を越えた学会横断的な医学的・医療的判断を検討する組織が用意されるべきである。医療・医学をめぐる倫理問題は複雑かつ多岐にわたり、国を越えてグローバルに議論することも必要であり、問題意識を共有し医学界を代表して社会や国に提言を迅速に行うことができる場づくりを提言する。
>
> （「旧優生保護法の検証のための検討会報告書」（概要版）より）

今後も優生思想と結びつけられやすい医療には、慎重な判断が必要とされます。倫理的な問題が発生する可能性があるときには、医学界全体として広い視野で、しかも医学関係者だけでなく様々な立場の人の意見も取り入れた検討会をつくって対処することが重要です。まさに旧優生保護法からの教訓なのです（なお、この報告書全文は、以下よりダウンロードできます。https://www.jmsf.or.jp/activity/page_701.html）。

ＮＩＰＴ等の出生前検査

ＮＩＰＴ（non-invasive prenatal genetic testing）は、妊婦の血液中の遺伝子を解析して、胎児の染色体異常を調べる出生前検査法です。採血するだけの非侵襲的《ひしんしゅうてき》検査法として産科医療で注目される一方、新たな倫理的な問題もはらんでいます。

出生前検査としては、以前から母体血清マーカー検査などが行われていましたが、精度がそれほど高くありませんでした。一方、ＮＩＰＴはＤＮＡの塩基配列を見る技術が進み、母親の血液の中に紛れ込んでいる胎児のＤＮＡを測定できるようになったことを利用した検査です。私たちの遺伝情報を格納している染色体は二三対あり、通常二本で一対のところ、ある染色体が三本あるトリソミーという胎児の染色体異常を、母親の血液を調べるだけでかなり正確に検出できます。ただ染色体異常には根本的な治療法がない現状では、ＮＩＰＴの検査結果はいろいろな問題を生じえます。

妊娠中のお子さんが、例えば二一番染色体トリソミーのダウン症であると診断された場合、両親は産むことにするかどうか、選択しなければならない状況が生じる可能性があります。そのため、NIPTを受ける前に、検査結果がもたらす意味を十分に理解しておく必要があります。よく理解しないまま、採血だけで簡単にできる検査だと考えてNIPTを受けた結果、トリソミーがわかったとき、多くの方は悩まれます。

また、NIPTでは確定診断はできません。NIPTは非常に高い確率で染色体異常を検出できますが、一〇〇%正確ではないのです。確定診断には、母体の羊水から胎児の染色体サンプルを採る羊水検査が必要です。たとえNIPTで陽性でも、確定診断が陰性という可能性もないわけではないのです。

ですから、NIPTは誰でも簡単に、とりあえず受けてみようという検査では決してありません（傍線筆者）。もし、胎児に染色体異常がないか不安になったら、まず専門の医師や遺伝カウンセラーから十分に説明を受けて、全体がよくわかったうえで検査を受けるか受けないか決めることが大切です。説明を聞いたうえで、NIPTを受けないと決める人もいます。また、検査現在はトリソミーの子どもたちをサポートする仕組みが用意されるようになっています。検査結果が陽性とわかっても出産し、生まれてきたことに感謝する人もいます。

このようにいろいろなケースがあり得るわけですから、二〇一三年に日本産科婦人科学会はＮＩＰＴ検査の意味は何か、結果が示すものは何か、その後どういう選択肢があるのかを、きちんと説明し、納得が得られたうえで検査を行う必要があるとした指針を作成しました。そして、日本医学会と日本医師会、日本産科婦人科学会、日本産婦人科医会、日本人類遺伝学会の五団体が、この方針で行うことを決めました。

また、産婦人科医がいるとともに、生まれてくる子どもを診る小児科医と遺伝カウンセラーの三者がそろっている機関が検査にふさわしいとし、日本医学会の下に条件が整っている施設を認定する委員会を置きました。

二〇二一年までに一〇八の施設が認定されましたが、十分ではなく、大都市圏に集中していて、認定施設がない県もありました。そこに日本医学会からの認定を受けていない非認定施設が入りこんできました。ＮＩＰＴ検査は採血をして検査会社に送れば、簡単に結果が出てきます。認定施設では検査とその結果がどのような意味を持つかについて詳しく説明して、十分に納得して検査を受けると決めた人にだけ検査をします。一方、非認定施設では、十分な説明がなく採血だけして検査会社から結果が報告されるというケースが起きているようです。

・非認定施設の問題

詳しい検査総数はわかりませんが、認定施設と非認定施設でほぼ同数か、非認定施設での検査件数のほうが多いという状況になってしまいました。検査のため採血するのは医師なら誰でもできるので、例えば美容整形の医師とか、まったく専門外のクリニックでも行われています。高齢出産が増えているなか、非認定施設が一見すると人目をひくホームページをつくっています。例えば「NIPT」、「ダウン症」などと検索すると、即、非認定施設のホームページに行き着きます。そのため、十分な理解がなくて、認定施設以外での検査を受ける人が出てきていると考えられています。

検査を受けた人全体のなかで、一から二％の人が陽性になるとされています。非認定施設で検査を受け、陽性についてのきちんとした説明を得られず、悩み、確定診断ではないのに、産婦人科で中絶を希望する場合もあるようです。

・どうするかが問題

妊婦さんたちが認定施設でのみ検査を受けるようになるには、なかなか難しい状況にあります。ようやく国もこの問題の解決に立ち上がり、二〇二一年五月に厚生科学審議会科学技術部会の「NIPT等の出生前検査に関する専門委員会報告書」がまとまりました。

私もこの委員会のメンバーでしたが、非認定施設を法律的に取り締まるのは難しく、国は法的規制をすることが逆にNIPT検査を推奨することになるのを恐れています。そのため法律による規制でなく、適切に妊婦さんに情報を提供するとともに認定施設を増やそうという結論になりました。基幹となる認定施設を増やす一方、産科婦人科の開業医などが、基幹施設との連携をとりつつ、小児科医師や遺伝カウンセラーなどとも連携できる形を増やすという方針です。また妊婦さんたちに情報提供をして、NIPTがどのようなものかよくわかってもらい、なぜ認定施設で検査したほうがいいのかを理解してもらうことがとても重要になるので、その対策を進めることになりました。

以前から行われていた母体血清マーカー検査という出生前検査では、積極的には宣伝しないという方針でした。今回はこの方針を変えて情報提供を積極的に行うことになりました。ただし、情報提供の仕方を間違えると、妊婦さん全員が受けるマススクリーニング検査になる恐れが出てきます。妊婦さんの誰もがやる検査ではなく、検査を受けるとしても検査の意味を十分に理解してから受けることを、事前のカウンセリングによってわかってもらうことが、大切なのです。

そこで専門委員会報告書に沿って日本医学会の中にＮＩＰＴの検査実施のための「出生前検査認証制度等運営委員会」が二〇二一年に立ち上がり、二〇二二年には新たな仕組みがスタートしました。運営委員会は、医師だけではなく、法律家、患者代表、倫理の専門家らで構成されています。運営委員会のもとに、情報提供のあり方、ＮＩＰＴ施設の新たな認証、それに精度の高い検査施設を認証する三つのワーキンググループがつくられて実務を担当しています。

認証施設が急には増えないなかで、妊婦さんたちに、いかに適切な情報を提供していくかが、ますます重要になるでしょう。

子宮移植

次は、臓器移植と不妊治療に関する課題が共に関係する「子宮移植」についての倫理的問題について紹介します。

生まれつき子宮を持たない女性は四千数百人に一人くらいの割合でいます。その方たちに卵巣はあるので女性ホルモンは分泌され、女性の体つきになりますが、子宮がないので月経がありません。例えば、高校生になっても月経がこないので婦人科で診てもらうと、子宮がないとわかったりするわけです。このほか子宮頸がんなどのため、若くして子宮を摘出しなければならなかった方もいます。子宮を持たない方たちも卵巣はあるのでパートナーとの間で受精胚は得ることができますが、妊娠はできません。このような方たちがわが子を産みたいと希望したとき、一つの可能性は、自分たちの受精胚を使って別の女性に妊娠してもらう「代理懐胎」という方法です。ただし、この方法は代理母となる女性を生殖の道具に使うとの批判があり、いま日本では認められていません。

そこで新しい方法として、子宮を持たない女性に別の女性の子宮を移植し、パートナーとの受精胚を移植された子宮に戻して妊娠する「子宮移植」という医療技術が登場しました。すでに海外では行われており、二〇二一年三月時点のまとめでは一六カ国で八五例ほど実施されています。そのなかで妊娠が確認されたのが約七〇例で、四〇例が出産にまで至っています。国内でも一部大学の産婦人科学教室で準備が行われていて、日本産科婦人科学会と日本移植学会に対して実施してもよいか〝おうかがい〟がされました。しかし重大な問題であることから、医学だけでなく倫理学、法学などの広い立場から検討するため日本医学会に「子宮移植倫理に関する検討委員会」が設置され、私が委員長として二年余りかけて二〇二一年七月、報告書をまとめました(https://jams.med.or.jp/news/059_2.pdf)。

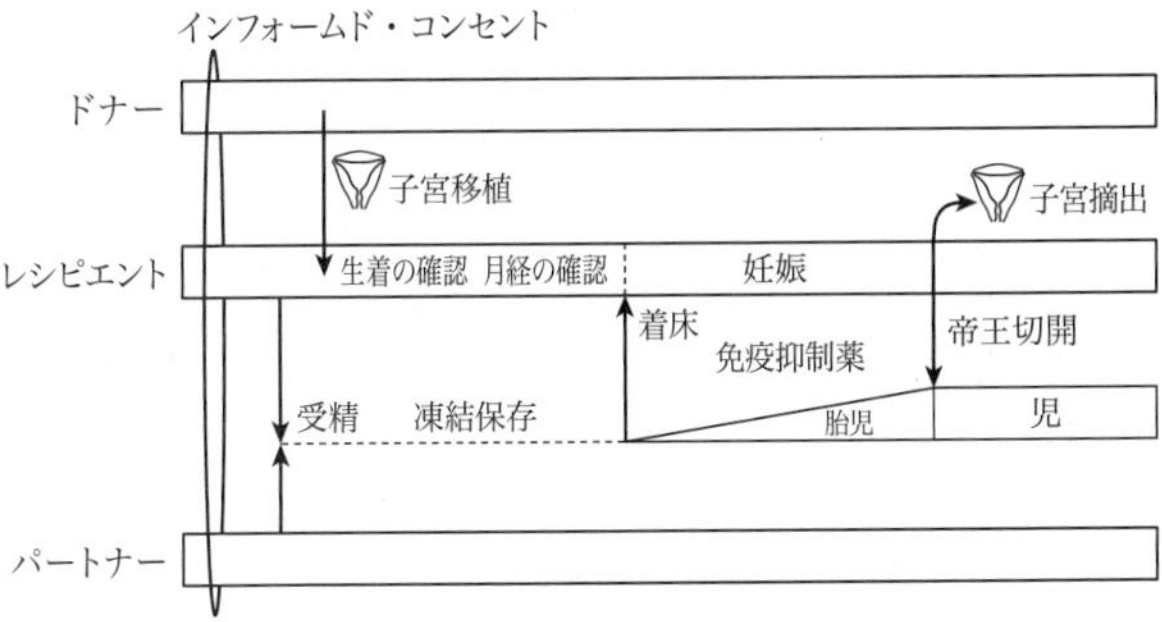

生体子宮移植におけるドナー，レシピエント，パートナー，そして児についての経過の例示(あくまでも例示であり，個別のケースでは経過が異なることがある).
出典：「子宮移植倫理に関する検討委員会報告書」

図　生体からの子宮移植(模式図)

子宮移植がどのようにして行われるか、報告書の「参考図」を使ってその概要を見てみましょう。

まず、パートナー間で人工授精により受精胚を作製し凍結保存します。次に、子宮を提供するドナーから子宮を受け取るレシピエントに移植手術を行います。その後、免疫抑制薬を投与しながら回復を待ち、移植された子宮が機能して月経が戻ったことが確認できたら、あらかじめ凍結保存しておいた受精胚を着床させます。妊娠が確認されたら免疫抑制薬の投与を続けながら胎児の成長を待ち、十分育ったら帝王切開で出産します。

子どもは一人でよいならば、帝王切開と同時に移植した子宮も摘出して、免疫抑制薬の投与は中止します。もし二人目もほしい場合は、移植した子宮が拒絶反応を起こさないように免疫抑制薬を投与し続けて妊娠を繰り返すことになります。

海外で最初に行われた子宮移植は、生体ドナーからの移植です。つまり、生きている人から子宮が提供されました。ただし生体ドナーには、いろいろなリスクがあります。できるだけ傷つけないよう丁寧に子宮を取り出し、きちんと止血しなければなりません。このため九時間近い手術を要して、出血量も多くなります。これまでこの手術で亡くなった方はいませんが、リスクの大きい手術です。

レシピエントはドナーより移植手術時間は短いものの、移植された子宮に対する拒絶反応が起きないように、免疫抑制薬を飲み続けなくてはなりません。普通の妊娠でも妊娠に伴うある程度のリスクがありますが、それに加えて妊娠中に拒絶反応が起きる可能性もあります。拒絶反応がコントロールできなければ、移植した子宮も胎児も諦めなければならないということも起こりえます。

胎児も免疫抑制薬の影響を受けます。ただ、すでにいくつかの免疫抑制薬が妊娠中に使われており、腎臓などの臓器移植をして妊娠、出産しているケースがあります。妊娠中の使用が許可されている免疫抑制薬であれば大丈夫かもしれませんが、もし拒絶反応が強く起きると、より強い作用の免疫抑制薬を使わなければならず、その場合の胎児への影響はよくわかっていません。すなわちドナー、レシピエント、胎児の三者すべてに、重大なリスクがありえるのです。

・倫理的課題

このような身体的なリスクのほかに、子宮移植には多くの倫理的課題があります。まずドナーになってくれる人を、どう選べばいいのかという問題があります。すでに妊娠、出産を終えて、これ以上の妊娠は考えていない人などがドナーとして考えられており、海外の例では六二歳のドナーの子宮が機能して子どもが生まれています。閉経後、ある程度年齢が高くても可能なようですが、すでに説明したように生体ドナーには様々なリスクがつきまといます。一番重要なのは、ドナーがリスクをすべて承知したうえで、強制でなく、自由意思で子宮を提供することです。きちんとした説明をし、カウンセリングを行いながら慎重に意思を確認する必要があります。

海外では、脳死体からの子宮移植も行われています。しかし日本では、現行の臓器移植法に定められた移植可能な臓器に子宮が含まれていません。法律を改正するか、省令を改正するかしないと脳死体からの移植はできません。また、脳死体からの移植には課題もあります。女性で子宮の提供可能な年齢の脳死者数が少ないのです。その中からレシピエントに適合して機能を回復する移植ができるか判断しなければなりません。生体ドナーなら時間をかけて見極めることができますが、脳死ドナーの場合は時間的な制限から十分な見極めが難しい可能性もあります。脳死体からの移植については、さらに研究を進める必要があり、相当程度の準備期間が必要になると考えられます。

・選択の幅が広がる

委員会では、先天的に子宮を持たないロキタンスキー症候群の患者さんたちから意見を聞きました。当然、いろいろな考え方があり、「子宮移植ができるなら、愛する人との間の子どもを産みたい」人もいれば、「子どもを産むだけが女性の生き方ではないので、子宮移植を受けるつもりはない」との考えもありました。いずれの考えの人でもロキタンスキー症候群の女性に選択の幅が広がるので、子宮移植に対して肯定的でした。

また非常に重要なのが、ロキタンスキー症候群の診断です。月経が来なくて婦人科を受診し、「子宮がない」と告げられるのは、非常なショックです。診断結果の告知は、慎重に行われなくてはなりません。告知後の精神的なサポートや、その後の生き方に対するカウンセリングが必要ですが、いまはきちんと行われていないことがわかりました。このような患者さんの生の声を聞き、報告書では子宮移植を考える前段階として、ロキタンスキー症候群を診断するときの対応についての体制整備がまず必要なことを指摘しました。

・議論のまとめ

以上の検討結果に基づいて、委員会での議論をまとめました。委員会には子宮移植を認めるべきではない、あるいは認めるとしても脳死ドナーからの移植に限るという意見が少数ながらありました。一方、多数の委員は、生体からの移植が移植医療の基本ではないことを忘れてはならないものの、当事者の方々が、生体子宮移植に伴うリスクや課題を十分に理解したうえで、それを選択する意思がある場合に、あえてそれを抑えることまではできないのではないかとの意見でした。そこで委員会としては、多数意見に基づき、ドナーとレシピエントに対する自由意思の厳重な確認をはじめ基本的な条件、準備を示し、生体からの子宮移植例を少数に限定して臨床研究として実施することを容認しました。

そして、臨床研究実施の基本的な考え方として次の通り明記しました。

●生体子宮移植は、ドナー・レシピエント・生まれてくる児に対する短期的・長期的な影響・リスクが十分明らかにされていない未成熟な医療技術であり、重大な倫理的課題が残されている。
●さらに、子宮移植の実施許容は、子宮を持たない女性に対して、何としても児を産むべきだとする家族内の圧力や、子どもを産むことが女性にとって必須の役割と看做す社会的な圧力を増す可能性がある。
●子宮移植の実施許容の際には、これらの問題を回避するべく、総合的なサポート体制を充実し、ライフステージに合わせた治療・支援を享受できる環境を整備し、個人の選択を尊重する社会環境の醸成、子宮移植の実施が子どもを産めない／または産まない女性の不利益・差別に繋がらないような配慮と対策が必要である。

（「日本医学会子宮移植倫理に関する検討委員会報告書（概要）」（https://jams.med.or.jp/news/059_1.pdf）より）

基本的なまとめとして、ドナーの自由意思の確認を厳重にするなど条件を整えることが必須であるということです。それに加えて、研究が適正に行われていることをきちんと確認することが必要です。そこで、研究を実施する病院の倫理委員会で審査することはもちろんですが、日本移植学会および日本産科婦人科学会合同の実施検討委員会をおいて、適正に研究が実施されているか外部からダブルチェックを行うことを、報告書は求めています。

ヒト受精胚へのゲノム編集

DNAの塩基配列に書き込まれている遺伝情報を「編集」できる技術が開発され、二〇二〇年のノーベル化学賞が二人の女性科学者に贈られています。この技術を用いてヒト受精胚の遺伝情報を編集する研究に関連して、私は二つの委員会にかかわりました。

・ゲノム編集技術の医学応用に関する作業部会

ヒトの受精胚を用いて研究できる期間は、今のところ受精から一四日間に限られます。その間にヒト受精胚にゲノム編集を行う研究によって、遺伝性の疾患等の病因などを解明できる可能性があるのかについて、内閣府の生命倫理専門調査会から日本医学会に照会がありました。そこで、日本医学会連合の「ゲノム編集技術の医学応用に関する検討作業部会」と連携しながら検討し、二〇一八年三月に検討内容を回答しました。

ヒト受精胚にゲノム編集を行って成果が得られる可能性がある疾患は、多くはないもののあるという結論になりました。しかし、受精胚は子宮に戻せば人間になる可能性があります。いわゆる「生命の萌芽」を実験に使って、一四日間経ったら滅失《めっしつ》させなければなりません。ヒトの生命の萌芽を滅失させることを前提とした実験をやっていいのか、というのは大変大きな問題です。

そのため、ゲノムのどこを編集して、その結果起こることの何を解析し、それにより何がわかるのかが明確になっていることが必要ですし、解析のための実験方法がないといけません。またいきなりヒトではなく、マウスなどの動物で予備的な実験を行うこと、さらにヒトの受精胚を使う以外の方法では絶対にわからない、つまり代用の実験ができないことが条件になります。そのうえで、ヒト受精胚にゲノム編集技術を用いることで、疾患の病因、発生機序などが解明できる可能性のある、初期胚において起こる現象に密接に関連して発症する疾患の候補を挙げました(例の一つを左の囲みの中に示します)。

ただし個々の研究に関する容認の可否は、研究計画の妥当性、予想される研究成果の意義などに加え、生命倫理的観点および社会的妥当性について患者、患者家族、臨床医などの幅広い関係者からの意見、および諸外国の文化的、歴史的な背景を含む規制などの状況に基づき検討することが必要であると結論づけました。

DNAあるいはヒストンメチル化修飾酵素関連遺伝子異常症

DNAあるいはヒストンのメチル化は、遺伝子の発現量を調節するエピジェネティック制御を行っています。このメチル化を触媒する酵素が欠損することにより、遺伝子の発現異常が生じて複数の臓器・組織に異常をもたらす疾患が複数知られていて難病に指定されています。ヒト初期胚においてこれらのメチル化酵素遺伝子のゲノム編集を行い、DNAあるいはヒストンメチル化状態を解析することによって得られる研究成果は、メチル化酵素遺伝子異常による疾患の病因、発生機序等の解明につながる可能性があります。

・ゲノム編集技術等を用いたヒト受精胚等の臨床利用のあり方に関する専門委員会

ゲノム編集技術を用いたヒト受精胚を子宮に戻して胎児へと成長させることは、国際的に許されていません。ところが二〇一八年に中国の科学者がヒト受精胚をゲノム編集して双子の姉妹を誕生させた(いわゆるゲノム編集ベビー)ことは報道でも大きく取り上げられました。この行為には、様々な倫理的・医学的問題があり、世界中の研究者や一般の人々から非難が巻き起こりました。

そもそも、このような重大な遺伝子操作を伴う医療行為を行う場合は、倫理委員会で慎重に検討されなければなりませんが、このケースでは行われていませんでした。また、治療を行う患者に対して治療法について十分な説明をし、そのような治療法を行うことについて互いに納得して、書面で確認作業(インフォームド・コンセント)を行うことが求められますが、それも不十分だったと見られています。さらに、この治療はヒト免疫不全ウイルス(HIV)に感染しないようにすることが目的と言われていますが、このような治療を行わなくてもHIVに感染しないようにすることは可能でした。つまり、必ずしも必要な治療ではありませんでした。さらに、双子のうち、片方については、HIVへの感染に関して十分なゲノム編集が行われていなかったと見られています。また、ゲノム編集には、狙った場所以外も編集されてしまう「オフターゲット効果」がつきまといます。その影響はどうだったのか、全貌は明らかになっていません。このように、様々な側面から見て不適切な行為だったことは、大変遺憾です。

中国で誕生したゲノム編集ベビーの延長上にあるのが、いわゆる「デザイナーズベビー」というものです。受精胚をゲノム編集して、目や髪の毛の色など身体的特徴や、さらには様々な能力に関係する遺伝子に変異を加えて、親などが望む形質を持った子どもをつくることが、理論的には可能になっています。これは「エンハンスメント」と呼ばれることもあります。もちろん、このような行為は倫理的に許されることではありません。さらに問題なのは、このようにして人為的に遺伝子に加えられた変異が、子や孫にも伝えられていくということです。その影響を長い目で見るとどのようなものになるのか、誰も答えられないという恐ろしさがあります。したがって、エンハンスメントはもちろんのこと、たとえ治療目的にせよ、ゲノム編集ベビーは当面禁止すべきであるとして、諸外国では罰則付きの法的規制あるいはそれに準じる規制が整備されていますが、日本では法律による規制はまだありません(傍線筆者)。

そこで、私も参加した厚生科学審議会科学技術部会の「ゲノム編集技術等を用いたヒト受精胚等の臨床利用のあり方に関する専門委員会」で検討が行われました。その結果、委員会は二〇二〇年一月に「議論の整理」を公表し、日本でも規制の実効性がさらに担保できるような制度的枠組みを設けることが必要であり、法律による規制が必要と判断しました。

一方、将来的にゲノム編集技術等を用いたヒト受精胚等の臨床応用が容認されるためには、その時代における様々な科学技術的課題に基づいた安全性の評価に関する考え方の構築や、臨床応用に際して社会的倫理的課題に対応する体制の整備などが必要であり、今後、日本と諸外国での検討状況や科学技術の進歩などを踏まえ、社会的受容性を確認しながら、継続的に検討していくことが必要との結論に至りました。

ゲノム編集を、ヒト受精胚に対して臨床応用するのは問題がありますが、例えば血液細胞などの体細胞であれば、その人限りの効果で後世に遺伝子の変化は伝わりません。いま医学会連合のゲノム編集ワーキンググループでは、ゲノム編集とはどういうものか、臨床応用には、どういう利点、欠点があるのかを、わかりやすく伝えられるホームページをつくって、広く社会に情報を発信したいと考えています。

●社会が科学に追いつかない

結局、私たちには、科学をどういうふうに使っていくのかという問題が、今つきつけられています。例えば原子力は原爆に使われてしまいました。八〇年近く前の時代、原爆をつくらず踏みとどまれなかったのか。いまの人類ならどうだろうか、と考えてしまいます。

医療に関する倫理の問題は、科学の急速な進展に対して社会が追いついていないところで起きています。そこをどうしたらいいのか。一つは科学の進歩を社会にきちんと伝えて理解してもらうアウトリーチ活動が必要でしょう。また、中学や高校で、私たちの体の仕組みや病気のことについて学ぶ機会がもっと増えることも重要だと思います。そのうえで、さまざまな視点からどのようにするのがよいか、意見を出し合って解決策を見出していくことがとても重要です。

新型コロナの
教訓から考える，
未来に向けての地域医療

尾﨑治夫

おざき・はるお　1977 年順天堂大学医学部卒業．医学博士．79 年順天堂大学医学部循環器内科学講座に入局，同講座の助手，講師を経て，90 年におざき内科循環器科クリニックを開設．地域医療に取り組む．2011 年東京都医師会副会長，15 年より東京都医師会会長．特に，禁煙および受動喫煙防止対策とフレイル対策に力を入れている．

日本にはパンデミックに対応する有事の感染症体制がありません。新型コロナの発生から第七波まで二年半余り。首都東京は、後手に回りがちな国の対応に翻弄されながら必死の闘いの連続でした。

一方そのなかで、医療現場では新たな取り組みも始まりました。それが、地域包括ケアや地域医療のこれからのあり方に影響を与え、実際に動きだしてもいます。そのことについても、述べていきます。

準備のないまま第一波が

新型コロナの第一波は、二〇二〇年三月に来ました。この波は小さかったのですが、国が新型コロナを指定感染症としたため、無症状を含めた陽性者を、すべて隔離することになりました。東京の感染症専門病床は、結核以外に一一八床しかありませんでした。それまではエボラ出血熱、ＳＡＲＳ（重症急性呼吸器症候群）、新型インフルエンザなどのいわゆる新興感染症は、このキャパシティでやってこられました。

しかし今回は、あっと言う間にコロナ患者で病床が埋まってしまい、聖路加国際病院、国立国際医療研究センターなど大病院から「パンク状態だから何とかしてほしい」と要請されました。このため東京都と協議して、結核病床などを転用して数百床増やしましたが、もともと医療体制が非常に脆弱《ぜいじゃく》なうえ、ＰＣＲ検査も準備が全然できていない状況でした。当初は三七・五度以上の熱が四日以上続くことが検査の条件でした。

二〇二二年現在、病院は自前の検査装置でＰＣＲ検査ができ、診療所も毎日一〇人、二〇人の検体をとって検査機関に出せば翌日には結果がでます。しかし、当時は保健所に依頼すると断られるケースが多発しました。まだ感染者が少ないにもかかわらず、すでにコントロールできない状態でした。

国はクラスター対策に重点をおき、その周囲の感染者調査に精力を注ぎました。要するにＰＣＲ検査の準備ができていないので、検査数を絞らなくてはなりませんでした。これは面の広がりを検査するのではなく、陽性者が出たら追跡をして濃厚接触者を拾い上げる点単位の調査です。

得体の知れないウイルスながら第一波はまだ感染者が少なく、東京都医師会と日本医師会は国民に向け、「ヒトとヒトが接しなければ絶対にうつらない。なるべく外出しないで」と、「ステイホーム」を訴えました。東京都医師会が二〇二〇年四月六日に「医療的緊急事態宣言」を発表し、そのあとの四月七日、初の国の緊急事態宣言が出ました。

脆弱な検査体制

そのころは、PCR検査はキットもスタッフも足りない状態でした。検査ができないと感染者を拾い上げられません。そこで保健所を経由しない検査体制の構築を各区市町村に働きかけ、地区医師会主導のPCRセンターが発足しました。これにより、発熱患者を広く診療できるようになり、全国に広がっていきました。

当時、検体はインフルエンザと同じ鼻咽頭検査で、ウイルスがたくさんいる鼻の奥まで差し込みました。患者は鼻がムズムズして、くしゃみをします。この飛沫感染のリスクから、スタッフはPPE(個人用防護具)といって、マスクをしてゴーグル、フェイスシールド、帽子、ガウン、手袋のフル装備が取られました。

当初はこの防護策が多くの診療所レベルではできず、PPEの着脱訓練をビデオ撮りして各地区で講習会を開催し、スキルアップをはかりました。駐車場が広いPCRセンターでは、車窓越しのドライブスルー方式を取り入れました。

のちの第二波、三波の時は、唾液によるPCR検査ができるようになりました。各自で唾液を採取すればいいので感染リスクが減り、多くの医療機関で採用されました。

医療崩壊の危機

世界中に新型コロナがまん延していった二〇二〇年の夏は、東京オリンピック・パラリンピックが予定されていました。当初、国際オリンピック委員会は予定通りの開催にこだわっていたようですが、国も東京都も、いや誰が見ても延期せざるを得ない状況に追い込まれていました。延期期間は半年から二年まで案がありましたが、三月二四日、史上初の一年程度の延期が決定されました。

当時は、一年延期すればこの感染状況はおさまると思っていました。しかし新型コロナはしぶとく、冬季の第三波が来ました。コロナウイルスは寒さと、閉めきって換気が悪い状態になると必ず増えてきます。冬場の第三波で、一挙に急増したわけです。同様に、冬の時期に増加する心臓病や脳卒中などの救急患者とコロナ患者の双方に対応する医療体制の課題に直面しました。

さらに二一年の四月ごろから第四波が来ました。感染者数としては多くないものの、医療崩壊が起きた大阪などで自宅療養者が亡くなりました。東京でも同じ事態が懸念され、四月二〇日から自宅療養者などに対する医療支援強化事業がスタートしました。

自宅療養者への医療支援強化事業

医療支援強化事業とは、東京都から委託されたファストドクター株式会社や在宅専門医療機関が東京都医師会、地区医師会、保健所と連携して都内の自宅療養者に対する電話・オンライン診療、往診を担うシステムです(図参照)。

実際、東京中で自宅療養者をきちんと診られる体制が完成したのは、第五波の八月後半でした。七月から八月にかけては、若い人も重症化するデルタ株が流行しました。自宅療養していた四〇～六〇歳の方のなかでは、亡くなられる方もいらっしゃいました。八月後半から九月ごろにかけて、新しい体制が機能しはじめました。

在宅診療をしている開業医は、自宅療養者の具合が悪くなれば駆けつけます。しかし、昼間はできても夜間は難しいのが実情です。開業医(地区医師会)だけでは、日中の診療を終わってから夜中も往診するのは不可能です。

そこでファストドクターという往診専門グループと、首都圏を中心に医師を多数抱えて往診

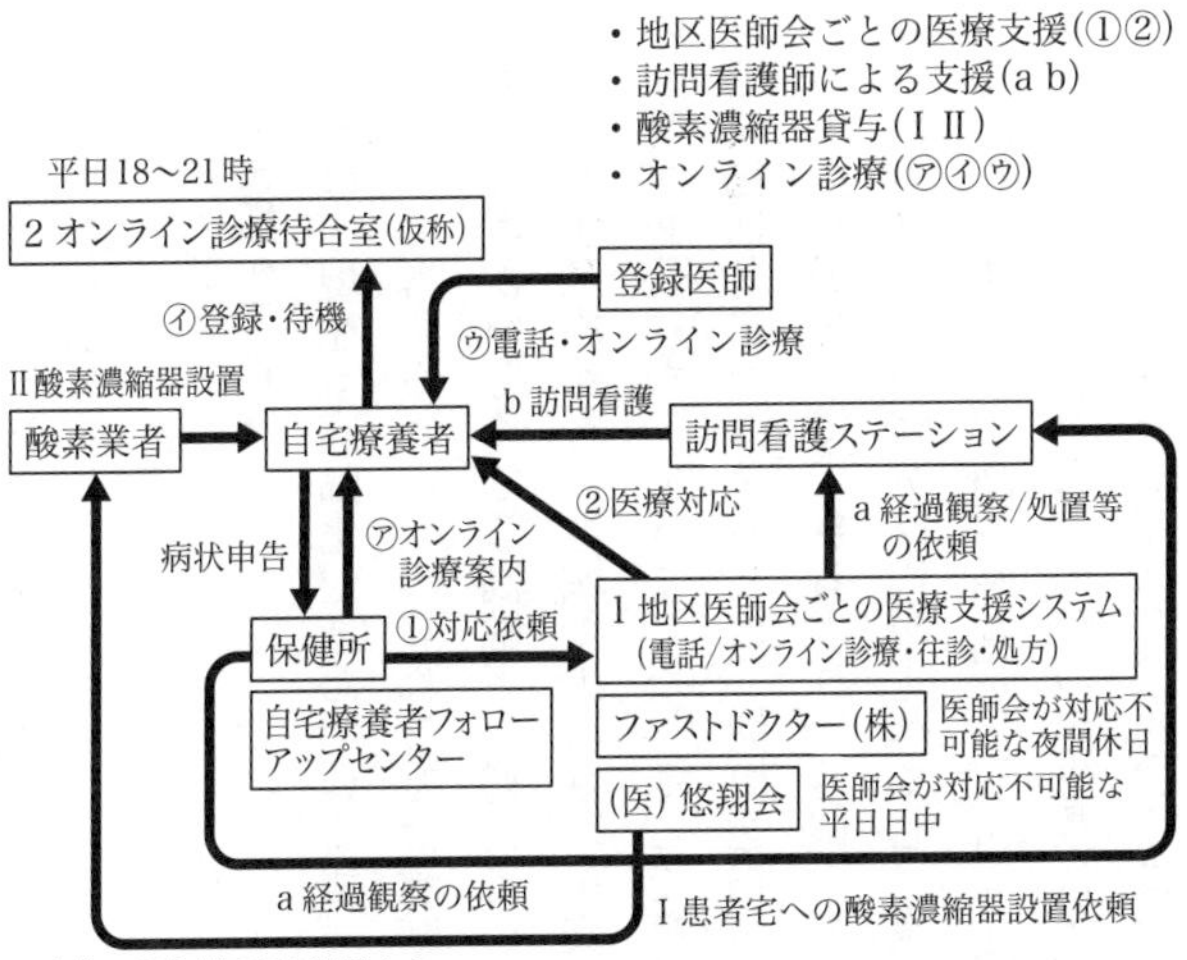

出典：東京都医師会資料より．

図　東京都自宅療養者等に対する医療支援強化事業

医療クリニックを手広く展開する悠翔会に在宅医療グループとして協力を求めました。通常の診療所は、午後から往診します。そこで、往診が手薄になる午前や夜間に在宅医療グループが担当する二四時間体制が作られました。

　実は地区医師会と在宅医療グループとは、歴史的に折り合いがあまりよくありませんでした。診療所（開業医）は個人営業で細々と在宅診療しているのに対し、在宅医療グループの一部は地域と関係なく入ってきて、そこでは軋轢も起きました。このため当初は、連携に反対意見もありましたが、私はファストドクターの菊池亮代表をお呼びして東京都医師会役員と意見交換を行い、悠翔会の佐々木淳理事長とも腹を割ってお互いの協力が必要な状況であることを話し合い、協力関係を築きました。

地域包括ケアとは

日本は、現在も高齢化が進んでいます。医学の進歩に伴い、心筋梗塞や脳卒中、あるいはがんになってもすぐに亡くなられる方は激減しました。一方多くの病気を抱えながら徐々に体が衰え、通院が難しくなる高齢者が増えています。このことを解決するためには、病院に来てもらって治す医療から、地域で患者さんを支える、患者さんのもとへ出向いていく医療や介護への転換が必要になってきました。そこで登場してきたのが、地域包括ケアというシステムです。

地域包括ケアシステムとは、健康を損ねて要介護状態になっても、住み慣れた地域で自分らしい生活を最後までできるように地域内で協力し合う体制です。この整備が急がれるのは、戦後ベビーブームの団塊世代がすべて七五歳以上の後期高齢者になる二〇二五年が目前に迫っているからです。少子超高齢化の入り口です。団塊世代が生まれた三年間(昭和二二〜二四年)の出生数は約八一〇万人。現在の出生数は年間八〇万人台と、当時の三分の一程度になっています。一方、高齢者の増加は二〇四〇年まで続きます。その後は減少しますが、高齢者だけでなく全人口自体が減っていくわけです。

いまから少子化対策を行っても、生まれた子どもたちが労働人口に達するのに二〇年かかります。若い人が安心して産める社会をめざしても、少子化が改善してくるのは二〇年後でしょう。少なくとも二〇二五年から四〇年ぐらいまでは、各地域の実情に合った医療・介護・予防・住まい・生活支援が一体的に提供される体制構築が求められています。

ケアが必要な高齢者を、どう診ていくのか。地方や過疎化の地域でも、広い家で、大家族で暮らしているなら従来の往診もできるでしょう。ところが東京は独り暮らしや、高齢者だけの所帯が多く、土地も住宅も狭い。その中で二四時間見守る体制が必要です。

そういう意味でコロナ禍に孤立しがちな自宅療養者を、地域の診療所、往診専門クリニック、在宅専門医療機関などが力を合わせて、総力戦で足りないところを補いながら、きちんと二四時間診ることができる医療支援強化事業が軌道に乗ってきたことは、二〇二五年からの地域包括ケアの素地になっていくと思っています。

感染症対策の戦略のゆくえ

感染症の基本は、インフルエンザを考えるとわかります。インフルエンザの検査キットは、病院、診療所にたくさんあります。仮に感染しても治療薬があります。私は医師になって四十数年、マスクをして診療したことがありませんでした。患者のくしゃみを浴びても飛沫感染が怖くないのは、ワクチン、治療薬が完備しているからです。つまり検査、ワクチン、治療薬の三つがそろえば、新型コロナもインフルエンザ並みになります。

しかし新型コロナはどうでしたでしょうか。

流行から二年間経っても、検査も十分にはできていませんでした。例えば、きちんと検査ができればPCRの陽性率は五％以下のはずです。ところが第六波では、なかなか三〇％を割りませんでした(二〇二二年三月)。明らかな症状が出てから検査をするので、高率になるのです。また、巷にはもっとたくさん無症状の感染者がいるはずです。でも、そこまで手が回らないのです。

ワクチンはどうか。二〇二一年九月の終わりから一〇月ごろには、ほとんどの人が二回目接種を済ませました。その後、急に感染者数が減ったのもワクチン効果といえるかもしれません。

この時すでにイスラエル、年末には欧米の多くの国々で三回目の接種が実施されました。二回目を打っても、しだいに抗体価が下がるので、半年経たないうちに三回目接種すべきだと報告されていたからです。しかし、日本では、結局八カ月後の一斉スタートとなって二〇二二年二月、三月にようやく三回目の接種が始まりました。もし東京であと一カ月早く打っていれば、第六波の死亡者数はかなり減ったと思われます。

このように検査体制もワクチンも治療薬でも、感染症に対する先を見据えた戦略がありません。米国のCDC(疾病対策センター)のような専門機関もありません。国が「次のステップはこうなります」「二～三カ月頑張れば感染の波はおさまります」「検査も豊富にできます」「ワクチンも確保しました」「効く経口薬もいろいろ準備しています」と示せば、医療現場は力強く感じるのです。

また厚生労働省の下部組織である保健所は、朝令暮改の指示にも従って動くしかありません。東京なら都民をいかに守るかの視点で連携しなければならないのに、保健所は大変な状況でした。

以前、東京・多摩地区は各市に保健所がありましたが、いまは保健所政令市の八王子、町田をのぞき、都多摩小平保健所、都多摩立川保健所など、五カ所しかありません。多摩は人口が少ないといっても四三〇万人が住んでおり、しかもエリアが広いので、問題が噴出しています。

特別区の保健所も大変でしたが、このような混とんとした状況下では、リーダーの保健所長の踏ん張りが大切でした。墨田区保健所や北区保健所では所長のリーダーシップのもと積極的な感染対策をとり、区内の医療機関と連携して独自の診療体制を作るなどして、区民をコロナから守ることに尽力していました。

新型コロナのからの教訓

二〇二二年に入った途端、過去最悪の第六波に突入しました。これまでになく感染力が強いオミクロン株の出現と、ワクチンの三回目接種の遅れによるものです。第六波の特徴は、肺炎で亡くなる人は少ないものの、高齢者が合併症で亡くなるケースが頻発したことです。コロナに感染して発熱し衰弱、喉の痛みで飲食できずに脱水状態になるなど、一挙に持病が悪化する人が多くいました。

老人ホームなどの高齢者施設ではクラスターが相次ぎ、医療機関でのスタッフの感染や濃厚接触者が増加しました。また、冬場に増える一般救急患者と相まって、二次救急・三次救急を中心に医療の逼迫《ひっぱく》に直面しました。

冒頭にも指摘した通り、有事の感染症に向けた国の体制が作られていません。もともと平時の医療体制に余力がなく、感染症患者の増加に耐える医療提供体制が組めませんでした。必要時にいつでも検査できる体制、ワクチン戦略、重症化予防が期待できる経口治療薬の開発などは、継続性のある一貫した対策が取られていません。今後のパンデミックに備え、普段は空床にしておく一〇〇〇床規模の感染症や災害対応の臨時医療施設を準備すべきではないでしょうか。

二〇二二年夏の第七波も多くの感染者、そして亡くなる方がいらっしゃいました。そして第八波と、今後も感染は続いていくことが予測されます。この間に得た教訓を活かし、地域医療をさらに変革していくことが望まれています。

今後の地域医療

高齢者施設にはグループホーム、老人保健施設、特別養護老人ホームなどがありますが、常勤医がいなくてもよい施設もあり、いざというときに支援できる仕組みが求められます。

先に述べたように、東京では東京都の呼びかけに協力して東京都医師会が、往診や在宅医療を専門に行っている医療機関とも連携して往診に駆けつける仕組みを作りました。

かかりつけ医のあり方を見直すべきではという指摘もあります。かかりつけ医の機能には二四時間、往診が必要な人を診ることもあります。

海外の事例として出される英国の家庭医はエリアごとで責任をもって診ますが、ジェネラルプラクティショナーと呼ばれる十分に教育を受けたプライマリケア医四〜五人がグループ診療をしてフォローし合うシステムになっています。

日本でも専門医制度の中で総合診療医の養成が始まっていますが、応募数がとても少ない状況です。国は、制度化を急ぐのではなく、日本の実情、そして皆保険制度に合った、かかりつけ医が地域で住民を診ていくシステムをしっかり構築していかなければなりません。

東京には地方独立行政法人東京都立病院機構、大学病院、特定機能病院と、大きな病院がいろいろあります。病院統合の話も出ていますが、地域に密着した小さい病院もなければ、地域包括ケアの受け皿の役割を果たせず、医療は崩壊します。適切な体制を作るには、東京都が地域医療計画の見直しの中で、本当に欠かせない医療を整備していくことが大切です。

地域密着型の病院が、総合診療能力を持った開業医を養成する仕組みである開業支援病院も軌道に乗せたいと考えています。開業医は地域の事情に精通し、専門領域だけでなくオールラウンドに診ることができる知識がなければなりません。そこで例えば大学病院の医師が開業を予定しているなら、二〜三年開業支援病院で地域の診療所から紹介された患者さんを外来や入院で診て、(その患者さんを)地域に返して総合診療医のカリキュラムを習得できるようにします。これにより、地域の中に開業するための人材づくりができると思っています。

「医の変革」座談会

春日雅人　この二年間、新型コロナウイルスの感染拡大が継続するなど医学・医療をめぐる状況が変化し続けています。そのため、すでに執筆された内容ではお伝えできない部分もあり、座談会を企画しました。

新型コロナパンデミックに抗して

松藤千弥　新型コロナウイルスは、社会にも非常に大きなできごとでした。この間、医療現場でも対応に追われた門脇先生にお話をうかがいます。

門脇孝　今回の日本医学会総会では新型コロナについて、いろいろなセッションで議論します。会頭特別企画で、世界は新型コロナにどう対応したか、日本はどうかなど一〇近いセッションが組まれています。その理由は、新型コロナが歴史的に未曽有のパンデミックであり、医学のみならず社会全般に大きな影響を与えたからです。

現在(二〇二二年七月末)まで世界で患者数は実に五億七〇〇〇万人、死者は六四〇万人に及んでいます。日本でも、患者数は一二六〇万人、死者も三万二五二七人。現在の第七波は一週間あたりの患者数が九七万人と世界最多です。虎の門病院でも一〇〇〇人以上の患者さんの治療に当たってきました。

実際に東京や大阪、沖縄などでは医療崩壊が起こりました。虎の門病院も毎日救急車百数十台から受け入れ要請があり、病床の空きがないため、その大部分を断らざるを得ない状態でした。自宅療養者が死亡する事態が起き、コロナ対応だけでなく、脳卒中や心臓病などの治療にも大きな影響を受けました。

もともと日本は病床数のわりに医療従事者数が少なく、救急医や集中治療医、感染症医などの養成も遅れていることが、このような事態につながったのではないでしょうか。国は感染症のための司令塔の設置を提案しています。しかし、今後、この総括のうえ、平時より医療機能をよく分化させ、感染症危機時の役割分担の明確化を図ったり、救急医や集中治療医、感染症医、そして病床への医療従事者の配置を増やすことが大事だと思います。

一方、本書でＷＨＯの進藤奈邦子先生が指摘する点に意を強くしました。日本が最も超高齢社会でありながら死亡者数が相対的に少なかった。ＷＨＯの分析でマスクの威力を挙げています。またいち早く日本で提唱した「三密の回避」の意義をＷＨＯも認めて「３Ｃ」(closed spaces, crowded places, close-contact settings)を世界に発信しています。国民が真面目に感染防御に取り組んでいる努力の成果ではないでしょうか。

さらにワクチンの開発がなければ、もっと大惨事に陥っていました。検査キットや治療薬の開発と合わせ、科学の力によってコロナを抑制し、パンデミックから抜け出す明るい展望も今開けています。そのためには刻々と変化する変異株に対して、日本も含めてタイムリーに有効なワクチンを開発していく体制が問われています。

最後に、コロナの大惨事の中で、社会はいわゆるＤＸ(Digital Transformation)を余儀なくされています。テレワークであったり、ＩoＴの非接触型ウェアラブル・デバイスだったりの必要性がいよいよ増してきています。コロナの中で正しく学んで、それに対応する体制をとる。またウィズコロナ時代でＤＸにより日本の医学・医療や社会を変革していく。そういう点では、ビッグデータをキーワードとした今医学会総会のコンセプトはとても先駆的といえます。

豊かな人生を送るために

松藤　まさにコロナに迫られる医と社会の変革の中での医学会総会です。本書では九名の医学・医療の専門家が未来像を描いています。春日先生、その未来で豊かな人生を送るために大切なのは何だとお考えでしょうか。

春日　二点を挙げたいと思います。

一つは、ビッグデータに体現されるデジタル革命によって、医学・医療分野にも多くの革新的技術が持ち込まれます。しかし、これらの技術を社会実装する時、各種の課題が生じます。ＥＬＳＩ(倫理的、法的、社会的課題)です。これを解決していくシステムをみんなでつくっていかないと、せっかくの革新的技術が患者さんの下に還元できません。

最も身近な例ではゲノム医療です。ヒトのゲノム約三〇億塩基対配列が、非常に安い値段で解読できるようになりましたが、そのデータをゲノム医療として実装させる時に、いろいろな問題が起きています。例えば遺伝子検査です。特に生殖細胞の遺伝子変異が二次的に見つかった場合にどうするか。生殖細胞ですから家族の問題にもなり、さらには世代を越えた問題にもなり得るわけです。そういう遺伝子変異を患者さん、家族にどう伝えるのか。次世代に伝わらないのか。実際の医療現場で大きな問題になってきますので、遺伝カウンセリングが非常に重要だと思います。

次世代となる着床前診断も倫理的な問題を多くはらんでいます。現在アメリカでは着床前診断によって、いろいろな難病にかかわる胚の選別だけでなく、生命に関係のない知的能力等を「ポリジェニックリスクスコア」で算定して、胚を選別する会社ができています。

またＡＩを用いた診断治療法の選択が、医療の現場でなされる可能性があります。いろいろな疾患でＡＩがベストの治療法と選択した場合、ＡＩの特性として、その過程はブラックボックスです。患者さんに科学的根拠にもとづいた説明はできないわけです。ＡＩを用いた診断、治療選択が臨床現場に持ち込まれる初期に混乱をきたす恐れがあります。すなわち最先端の革新的技術を社会実装する時に起き得るＥＬＳＩの問題について、タイムリーにコンセンサスを得るシステムをつくることは重要不可欠です。

二点目は、超高齢社会では多くの高齢者が多数の疾患を同時に抱えています。それらの疾患はそれぞれの専門家が診ており、ほかの専門家の意見や、患者さんの状況を把握するのが難しい状況です。毎日血圧を測定したり、糖尿病で血糖を自己測定したりしている方も多く、インターネットなどには玉石混交の様々な医療情報があります。

本来、患者さんは自身の病気の全体像を一番よくわかっているわけですから、すべての医療情報を集めて管理できるのは患者さん本人だとまず自覚していただきたいと考えております。これがＰＨＲ（生涯型電子カルテ）の活用につながり、ウェアラブル・デバイスによる、健康状態や生活習慣の自己管理を促すことになると思います。

一方、自身の健康に注意を払わない方もおり、格差が大きくなっています。自分の健康、医療に主体的に取り組む意識の啓発が大事です。それが患者中心の医療の第一歩であり、ＰＰＩ（患者・市民参画）にもつながります。自分の健康・病気を自己管理するためには、健康・病気に関する情報にアクセスし、それを批判的に評価、活用できなければなりません。そういう意味でヘルスリテラシーの向上に向けて、学校、職場、あらゆる機会を通じた取り組みが重要でしょう。

門脇　医学や生命科学は、しばしば社会の理解や受容の水準をはるかに超えるスピードで進歩するからこそ、様々な倫理的、法的、社会的課題の対応、ＥＬＳＩが重要となります。先端医学・医療は、人類に大きな利益や福祉をもたらすと同時に、その中にいるのは生身の人間ですので、その人間と人権の尊重を基礎としてこそ、初めて豊かで幸福な未来につながるでしょう。

それを担保するうえで、いくつかのポイントがあると思います。一つは患者さんの価値観の尊重と共同意思決定です。いままでのインフォームドコンセントから、今後は相互参加型モデル、対話モデルとして、共同意思決定モデルが重要になってきます。そのためには情報格差の解消が大切で、春日先生が言われた通りです。

また患者、医師・研究者、社会の三者の対話による生命倫理の合意形成のプロセスが肝要で、医師や研究者は新しい革新的な医療技術を導入する場合には、患者・国民の利益や福祉と同時に、倫理や安全性の問題についても積極的に国民、社会に説明することが求められると思います。

臨床研究を正しく行うには、患者さんの利益に還元される公正なガイドラインが欠かせません。日本人は欧米人と遺伝子や体質も違い、日本人の中での臨床研究を育てていく必要があります。今総会では「医療と臨床研究における患者・市民参画」（ＰＰＩ）という会頭特別企画を組んでいます。

人間が、男女、民族、ハンディキャップの有無などの属性で差別されないことは最も重要な人権の尊重の原則です。遺伝子の情報が将来の様々な病気の予測度を高めるほど、その生まれつきの属性についての情報が保険や雇用などで、被験者の不利に使われない遺伝子差別禁止法の制定が重要です。そのような仕組みを整えてこそ、個別化医療、精密医療が真に社会の信頼を得て発展することができます。

さらにスティグマの観点もあります。社会・経済的な環境や教育環境が、疾病の罹患に大きな影響を及ぼします。特に社会的弱者、経済的弱者に疾病の罹患が多い健康格差の問題が指摘されます。そのような方が罹患した時、なかなか良い医療を受けられない結果、予後も不良になりがちです。格差要因を無視した、患者の自己責任論という無理解や差別、偏見を社会の中から払拭しなくてはなりません。新型コロナでも感染者に対する偏見、差別が問題になりましたが、スティグマを払拭するアドボカシー活動が重要です。

社会経済環境によって先進医療を享受できるか否かの不平等を生まず、医療の進歩が健康の格差拡大につながらない制度設計を急がなければなりません。社会の多様性と社会的包摂が実現されるよう、誰ひとりとしてとり残さない共生社会をつくる活動の展開が必要です。

松藤　医学・医療が進歩するほど私たち医療従事者は、格差、偏見といったものに敏感にならなければいけないわけですね。宮田先生、基礎研究の立場からは、どのように考えますか。

宮田麻理子　その通りです。最近、東京大学などでは当事者研究という形で、例えば心身に障がいのある方が学術人として当事者の視点で患者さんを集めて、自らを対象にした研究も始まっています。いままで仮説だったことが検証され、ハンディキャップのある方々への理解、意見を含めた合理的配慮の促進などにつながるのではないでしょうか。

これまでは患者さんとひとくくりにしてきましたが、女性、男性、世代、さらにＬＧＢＴＱなどジェンダーの問題が非常に多様になって、きめ細やかな対応をしなければならない現実があります。日本社会の中でLGBTQの方が三%から一〇%いるという試算もあります。学生も含めた実際の当事者からもいろいろな意見、相談が寄せられる時代です。

それに鑑みた時、多様な視点で医療が成り立っていくのが理想的です。患者さんを診る医師側もジェンダーバランスが重要と思います。しかしながら日本の社会はいまだ女性医療人、特に女性医師に関しては出産年齢に当たる三〇代中盤で離職するケースが多く、女性が子育てをしながらの医師としてのキャリアパスは厳しい現実があります。

東京女子医科大学は、離職した医師のための再教育の支援をしています。もともと本学卒業生の利用するものとして始めましたが、実際は約八五%、以前は九五%が他大学卒業の女性医師の復職希望者でした。セーフティーネットとして女性医療人のキャリアパスを支援するシステムは有効で、医師不足解消にも有効です。

同時に、女性医師のリーダーの育成指導も必要でしょう。全国の医学部、病院などでポジティブアクションにより人材を育てていくことが重要です。実際にいまの医学部はだいたい三〇~五〇%が女性の学生で、とても優秀な女性医師をたくさん輩出しています。今後の医療界において責任ある立場で彼女たちが参画し先導できるよう、育てていかねばならないと考えております。

松藤　医の受け手のダイバーシティ&インクルージョンを大切にするためには、医療従事者の側も改革が大切との指摘です。医の未来を眺めると、変革を遂げた社会そのものが見えてきます。その方面に詳しい山内先生は、このことを、どのようにとらえていますか。

未来の社会と医学・医療

山内敏正　日本の未来社会と医学・医療を考えるうえで、喫緊の課題が、国際的に例を見ない少子・超超高齢社会です。一四歳以下と六五歳以上の人口が、一五〜六四歳の人口を上まわる「人口オーナス」の状態を改善しなければなりません。

最重要かつ今すぐの対応策の一つは、すべてのライフステージにおいて「疾病前状態＝未病状態」をとらえて、発症前に個別化予防することで生涯心身の健康を保って健康寿命と平均寿命を一致させ、「胎内から百寿までの無病息災社会」を実現することです。そのためには、ゲノム解析にもとづくポリジェニックリスクスコアによって可能となりつつある、各個人が非感染性疾患を中心とした各疾病の発症リスクをどの程度有しているかがわかる段階から、発症時期までを予測する精度を上げる必要があります。「元気予報」として天気予報や自然災害予測に匹敵する段階に押し上げていく。数理科学の発展により、感染症やがんの分野で成功例が出つつあり、現実化が期待できます。

健康寿命と平均寿命を一致させるうえでは、青壮年期のメタボ・肥満症と、老年期のフレイル・サルコペニアの予防・治療法開発が最重要です。「適度な運動」が特効薬となり得ていて、動物実験レベルで健康長寿を実現する運動模倣薬・サプリメントが開発され、ヒトでの検証も一部始まっています。

人口オーナスの解決を図りながら、同時に地球と人類の持続を可能とするグローバル・コモンズも責任を持って管理して守る必要があります。グリーントランスフォーメーション（GX）が必須で、両立して課題解決するためには、科学技術による飛躍的な革命・イノベーションが欠かせず、AI、

ＩｏＴ、ロボティクスなどデジタル技術を駆使した「ゼロカーボンスマートシティー」を提案します。

　このように人口オーナスの課題解決における未来の医療・医学には、ＩｏＴ、ＡＩによる診療支援や遠隔診療による医療の効率化、医療・介護ロボットの実装など、持続可能な新しい医療システムの構築が求められます。ウェアラブル・デバイスにより自分や、かけがえのない絆を持つ大切な方々のリアルタイム生体計測情報を含む健康状態をモニターし、ＰＨＲを用いた健康情報の一元的管理や、デジタル技術を駆使して、メディカルスタッフや医師、介護関係者の方々で情報共有し、予防・医療・介護に役立てることが望まれます。

　医療・介護ロボットは、すでに小児学習用や見守り用から医療用、介護用まで、笑顔での応対や個々人に応じた言葉と心のキャッチボール、真ん丸でフワフワの添い寝用、褥瘡を予防する介護用ＡＩベッドなど、種々様々な用途に日進月歩で開発が進んでいます。

宮田　環境問題、それにＡＩ、情報化の問題は、すべての科学に共通し、その中に私たちは組み込まれていきますので興味深く感じました。私の専門である神経科学は、多くの方々に注目されている脳科学の分野です。心の問題を見つめる時、脳がどう機能するのかというところに帰着して国民のみなさまの興味が高まっています。

　特に最近、動物実験を中心に、神経発生学、神経の再生にかかわる神経回路の機能が光遺伝学を用いることで明らかになり、高次機能の神経基盤がわかってきました。それにより神経、精神疾患、変性疾患の病態生理も、神経科学と臨床医が組んだ橋渡し研究が盛んに進められています。

　もう一方で、ヒトの脳の解析も非常に進んでいます。ファンクショナルＭＲＩという器械を用いて、ヒトの脳がどういう状況時に、人間しか持っていないような社会性、共感性という高次機能が働くか、どこの神経回路がかかわっているかもわかってきました。病態の解明、変性疾患および精神疾患の解明では、iPS細胞を使って神経細胞に分化させて遺伝子解析が進められています。

それぞれの分野が革新的に進展してきて、今後、情報が統合されて、実際にヒトの脳がどう機能しているのか、病気ではどういう状態にあるのかが、近未来に明らかにされるでしょう。

さらに未来を見ますと、すでに脳波や脳の活動性を解析することで、脳がどういうことを考えているかもわかってきています。これを「デコーディング」と言います。デコーディングをロボットに応用したり、バイパスをして体と脳の間をつなぐ器械で身体に障がいのある方や高齢者が思うように体を動かしたりできるようになってきました。手を動かしたいと脳で思えば動かない手を器械が動かす。脳科学とイノベーションは密接にかかわっていて、いままで不可能だったことが実現できる未来が来るでしょう。

一方、このようなイノベーションで、私たちがなぜこう考えるのか、なぜこんな気持ちになるのかといった思考や感情などのメカニズムの発現や心の問題にも向き合えるでしょう。まだまだ解明できていない不思議がいっぱい詰まった課題が、脳科学の中にあります。宇宙と同じくらい脳は面白い臓器なので、若い人たちに興味を持ってほしいと感じています。

春日　脳科学とAIは互いに影響しあいながら、ここまで発展してきました。脳科学で意識や感情に関する研究が進歩すると、AIが意識や感情を持つことが現実のものとなり、危険なことになるかもしれません。

宮田　私自身はＡＩの研究者でないですが、ＡＩ自身の研究は非常に進んでいて、もしかすると神経科学の基礎研究より先にＡＩがアルゴリズムで共感、悲しみ、喜び、痛みなどを定義し、ロボットに搭載する時代が来るのではないかという危機感があります。

春日先生のご指摘の通り倫理的にどこまで許容するか、考えなければならない時代が来るのではないでしょうか。ロボットが人間とあたかも同じようなことができてしまうと、人間社会が変容してくると思います。また、人間はコミュニケーションをする動物です。コロナ禍でオンラインで会話する機会が増えましたが、これは人同士の質感にフィルターがかかっていて、直接対面で会うコミュニケーションではありません。こういうものに特に子どもたちが慣れてしまうと本当のコミュニケーションの大切さが希薄になり、脳の認知機能が変わってくるのではないかと危惧します。

このたび、医学会で私はオーガナイザーとしてコロナ禍のソーシャルディスタンスに関する内容のセッションを組ませていただきました。コロナ禍で増えた行動制限により、社会性や人との距離感など心に与えた影響も大きいと思います。心理学、神経科学、臨床研究が横断的に研究を進めなくてはならないと考えます。

門脇　そこにかかわる研究者や医師が、どういうテクノロジーを開発して、人々をどう幸せにするのか。人権、人間の尊重を考え、どういうプラスが、マイナスがあり得るのか。今後先端医学・医療の研究・開発に取り組む研究者はいままでよりも社会に向けて発信をする義務があります。そのような中で、医師や研究者、患者・被験者、社会の合意と信頼をつくっていく不断の努力を求められてきます。それが先端科学やテクノロジーが真に人々の豊かな生活や幸福につながる担保ではないかと思います。

山内　私はＡＩが囲碁で世界チャンピオンに勝った時は衝撃を受けました。同じＡＩが現在、医学に応用され、困難を極めた分子の複合体の立体構造予測を可能にし、創薬にも実用されています。

ＡＩは私たちが思うよりもずっと速く発展していますので、今後一つひとつのテクノロジーに関してはシンギュラリティ（技術的特異点）があり得てイノベーションにつながることが出てくるかもしれません。セレンディピティ（偶然の産物）があるか議論されるところですが、例えばＡＩに眼底検査をさせる際、それが男性か女性かを教えておくと男女を見わけるようです。眼底に男女差があるとは誰も思っていなかったので、どこに違いがあるのか、気づかされる面が出てきます。ＡＩにはまだまだポテンシャルがあって、うまく使うことが人間のポテンシャルを引き出して、よりよい未来につながるのではないでしょうか。

門脇　私はＡＩがヒトを超えることは、ほぼあり得ないと思っています。人間には感情や倫理観も含めて、多様な側面があって奥が深く非常に豊かなものです。私たちは常に、人間とはどういうものかを考え、考え抜いて深く広く理解する不断の努力を続けていく必要があるのではないでしょうか？

松藤　大変心に残る言葉です。春日先生、今日の座談会をお聞きになって、いかがでしょうか？

春日　技術革新が急速に進み、医学、医療もこれから大きく変わっていくと思います。結局はそれらを人々の幸せにどうつなげていくかが最も難しくもあり重要であると痛感しました。

松藤　みなさま、本日は誠にありがとうございました。

（二〇二二年八月一日）

春日雅人（かすが・まさと）　公益財団法人朝日生命成人病研究所所長
門脇孝（かどわき・たかし）　国家公務員共済組合連合会虎の門病院院長
宮田麻理子（みやた・まりこ）　東京女子医科大学医学部教授
山内敏正（やまうち・としまさ）　東京大学大学院医学系研究科教授
［司会］松藤千弥（まつふじ・せんや）　東京慈恵会医科大学学長

春日雅人

1948年生まれ．1973年東京大学医学部卒業．東京大学医学部第三内科入局．米国国立衛生研究所．米国ジョスリン糖尿病センターに留学．東京大学医学部講師を経て，1990年神戸大学医学部教授．2008年国立国際医療センター研究所長．2012年国立国際医療研究センター理事長・総長．2017年同センター名誉理事長．2018年より公益財団法人朝日生命成人病研究所所長．第31回日本医学会総会会頭．2007年紫綬褒章受章．同年度武田医学賞受賞．2011年鈴木万平記念糖尿病国際賞受賞．

医の変革　岩波新書(新赤版)1959

2023年1月27日　第1刷発行

編　者　春日雅人《かすがまさと》

発行者　坂本政謙

発行所　株式会社 岩波書店
〒101-8002 東京都千代田区一ツ橋2-5-5
案内 03-5210-4000　営業部 03-5210-4111
https://www.iwanami.co.jp/

新書編集部 03-5210-4054
https://www.iwanami.co.jp/sin/

印刷・精興社　カバー・半七印刷　製本・中永製本

ISBN 978-4-00-431959-7　Printed in Japan

岩波新書新赤版一〇〇〇点に際して

ひとつの時代が終わったと言われて久しい。だが、その先にいかなる時代を展望するのか、私たちはその輪郭すら描きえていない。二〇世紀から持ち越した課題の多くは、未だ解決の緒を見つけることのできないままであり、二一世紀が新たに招きよせた問題も少なくない。グローバル資本主義の浸透、憎悪の連鎖、暴力の応酬——世界は混沌として深い不安の只中にある。

現代社会においては変化が常態となり、速さと新しさに絶対的な価値が与えられた。消費社会の深化と情報技術の革命は、種々の境界を無くし、人々の生活やコミュニケーションの様式を根底から変容させてきた。ライフスタイルは多様化し、一面では個人の生き方をそれぞれが選びとる時代が始まっている。同時に、新たな格差が生まれ、様々な次元での亀裂や分断が深まっている。社会や歴史に対する意識が揺らぎ、普遍的な理念に対する根本的な懐疑や、現実を変えることへの無力感がひそかに根を張りつつある。そして生きることに誰もが困難を覚える時代が到来している。

しかし、日常生活のそれぞれの場で、自由と民主主義を獲得し実践することを通じて、私たち自身がそうした閉塞を乗り超え、希望の時代の幕開けを告げてゆくことは不可能ではあるまい。そのために、いま求められていること——それは、個と個の間で開かれた対話を積み重ねながら、人間らしく生きることの条件について一人ひとりが粘り強く思考することではないか。その営みの糧となるものが、教養に外ならないと私たちは考える。歴史とは何か、よく生きるとはいかなることか、世界そして人間はどこへ向かうべきなのか——こうした根源的な問いとの格闘が、文化と知の厚みを作り出し、個人と社会を支える基盤としての教養となった。まさにそのような教養への道案内こそ、岩波新書が創刊以来、追求してきたことである。

岩波新書は、日中戦争下の一九三八年一一月に赤版として創刊された。創刊の辞は、道義の精神に則らない日本の行動を憂慮し、批判的精神と良心的行動の欠如を戒めつつ、現代人の現代的教養を刊行の目的とする、と謳っている。以後、青版、黄版、新赤版と装いを改めながら、合計二五〇〇点余りを世に問うてきた。そして、いままた新赤版が一〇〇〇点を迎えたのを機に、人間の理性と良心への信頼を再確認し、それに裏打ちされた文化を培っていく決意を込めて、新しい装丁のもとに再出発したいと思う。一冊一冊から吹き出す新風が一人でも多くの読者の許に届くこと、そして希望ある時代への想像力を豊かにかき立てることを切に願う。

（二〇〇六年四月）